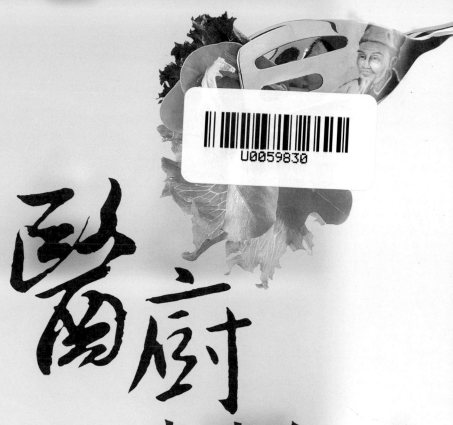

醫廚

在廚房裡遇到李時珍

本書內容是作者多年來行醫與研究的精華彙集，融合了現代的科學知識與
中華傳統的醫學智慧，其內容普遍適用於一般社會大眾；但由於各人體質
多少有些互異，若在參閱本書採用作者的建議後仍未能獲得改善或仍有所
疑慮，建議您還是向專業醫師諮詢，才能為您的健康做好最好的把關。

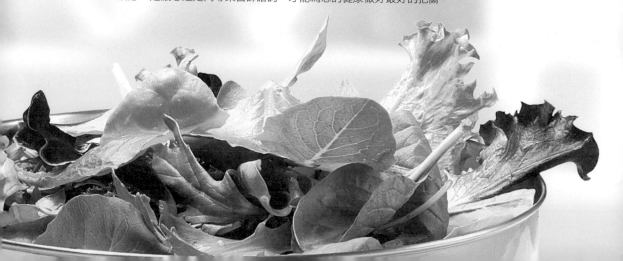

前言

　　《黃帝內經》中記載：「大毒治病，十去其六……無毒治病，十去其九，穀肉果菜，食養盡之」，並提出了「五穀為養，五果為助，五畜為益，五菜為充」的最早的營養結構塔。明朝著名本草學家、醫學家李時珍的《本草綱目》巨著，集食養食療之大成，並強調「謹和飲食五味……壽命可以長久」。由此可見，人們自古以來對食養食療多所重視。食養食療的優勢在於氣味平和，不偏激，無毒副作用，又可防病治病。飲食療法既可以對疾病起到輔助治療作用，又補充了身體的營養，同時還會對醫藥治療帶來的身體損傷有一定的修復作用。除此之外，食養還可延年益壽，所以食養食療歷來都是家庭養生的首選。

　　本書的食養食療以《本草綱目》為依據，結合《黃帝內經》的理論，甄選出日常生活中最常用的百餘種食品，囊括了穀類、蔬菜、畜禽蛋、水產、菌藻豆、水果、花草茶等七類常見食物，配合家庭烹調，將《本草綱目》的精華引入到現代家庭生活的應用中來；並在食養的基礎上，結合傳統的藥食同源，更加提高了藥食的效力，從而有很強的實用性。關於食物的性味歸經、保健功效、藥理解析，書中都參照《本草綱目》的相關記載，並結合現代醫學研究的成果，以中西醫結合的角度，深入淺出地一一闡釋。本書還提示讀者選用食材時的每餐適用量和食用禁忌，避免應用時出現錯誤，對身體健康造成不良影響。

　　另外，本書還特別設置了家庭醫學小知識的單元，針對常見疾病和一些不適症狀，充分發揮常見食材的相應食療作用，或口服或外敷，安全可靠，操作便捷，易於堅持。

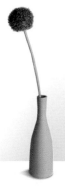

目　錄

PART 1 ｜穀類堅果食療本草

《黃帝內經》中有「五穀為養」的說法，「五穀為養」指的是米、麥等糧食能夠補養人體「五臟的真氣」，起到養生祛病的作用，所以民間有「得穀者昌，失穀者亡」的說法。

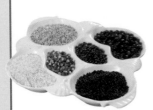

PART 2 ｜蔬菜食療本草

《黃帝內經》中有「五菜為充」的說法，「五菜」現已泛指各類蔬菜，能營養人體、充實臟氣，使體內各種營養素更完善、充實，對人體的健康十分有益。正如《本草綱目》所述：「菜之於人，補非小也。」

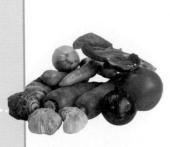

PART 3 | 畜禽蛋食療本草

《黃帝內經》中記載了「五畜為益」的說法，「五畜」泛指動物性食品，現代分類包括畜、禽、蛋類，對人體有補益作用，能增補五穀主食營養的不足，使人的體格強壯、體能充沛。

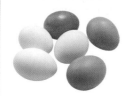

PART 4 | 水產食療本草

《黃帝內經》中「五畜為益」的論述，也包含了水產的食療作用。水產類可補充增進主食的不足，滋養人體精血。因此，中醫認為，水產類為「血肉有情之品，最為補人」。

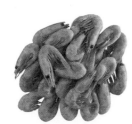

PART 5 | 菌藻豆食療本草

菌、藻、豆類食品是營養價值相當高的低脂肪食品，具有多種養生保健作用。中醫養生認為「食不離豆」，尤其在蔬菜品種較少的冬季，菌、藻、豆類食物是人們養生保健的首選。

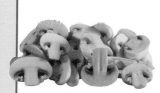

PART 6 | 水果食療本草

《黃帝內經》中對於水果養生作用的說法是「五果為助」，意為水果有助養身和健身的功效，水果中含有很多的微量元素和維生素，對身體正常健康的維護有至關重要的作用。

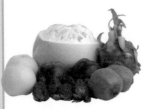

PART 7 | 花草茶飲食療本草

花草茶是一種以藥草為原料配製的飲品，民間有「百草皆是藥」的說法；藥草含有天然的香氣和豐富的維生素，其作為食療之方很早就記錄在《本草綱目》等醫療典籍中，是最天然健康的養生保健選擇。

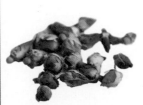

PART 1 穀類堅果食療本草

《黃帝內經》中有「五穀為養」的說法，「五穀為養」指的是米、麥等糧食能夠補養人體「五臟的真氣」，起到養生祛病的作用，所以民間有「得穀者昌，失穀者亡」的說法。

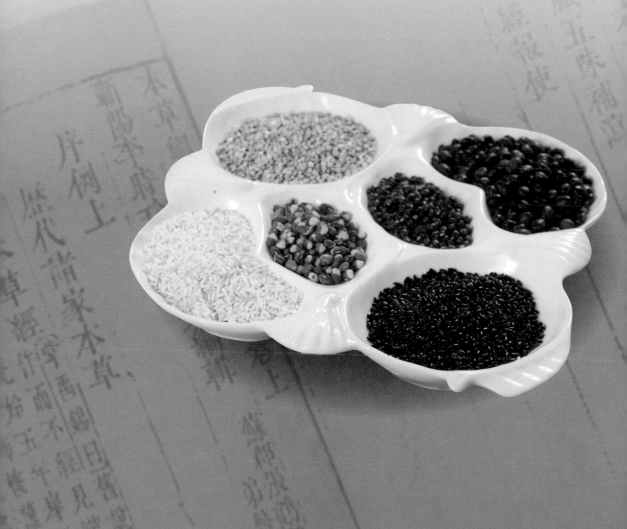

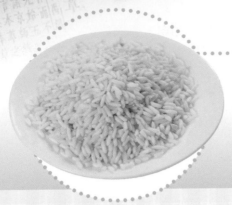

糯米

補養人體正氣，緩解氣虛

《本草綱目》：「暖脾胃、止虛寒泄痢、縮小便、收自汗。」

🍂 **性味歸經**

性溫，味甘，歸脾、胃、肺經。

🍂 **保健功效**

糯米性溫，食後會全身發熱，可起到禦寒、滋補的作用。糯米還能補養人體的正氣，緩解因氣虛所導致的氣短乏力等不適感。此外，糯米還能健脾暖胃，對食欲不佳有一定的緩解作用。

🍂 **藥理解析**

糯米有收澀作用，對頻尿、盜汗有較好的食療效果。糯米能溫中止瀉，經常腹瀉的人食用會收到較好的療效。

🍂 **每餐可吃多少？**

每餐可吃50克。（生重）

🍂 **食用禁忌**

1. 不宜食用煮熟後放涼了的糯米製品，因為口感較硬，不利於消化。
2. 糯米及糯米製品一次不宜食用過多，以免造成消化不良。
3. 胃潰瘍患者不宜食用糯米和糯米製品，因為糯米不容易消化，滯留在胃內的時間長，使胃酸分泌增加，疼痛加重，甚至誘發胃穿孔、胃出血。

🌿 本草食療方

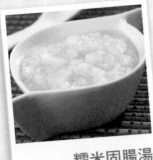

糯米固腸湯

食材 糯米30克、山藥15克。

調味 胡椒粉、白砂糖各適量。

做法
1. 糯米淘洗乾淨，用清水浸泡3～4小時；山藥去皮，洗淨，切小丁。
2. 鍋置火上，倒入適量清水燒開，放入糯米和山藥丁大火煮開，轉小火煮至糯米和山藥熟透成為稀粥，加胡椒粉和白砂糖調味即可。

療效 健脾暖胃，溫中止瀉，適合小兒脾胃虛寒引起的泄瀉。

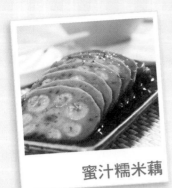

蜜汁糯米藕

食材 老蓮藕500克、糯米150克。

調味 蜂蜜、糖桂花、冰糖、白砂糖、番茄醬、食鹽各適量。

做法
1. 糯米淘洗乾淨後，用溫水泡發半小時，瀝乾備用。
2. 去除蓮藕外皮，把較大一頭的蒂切掉2.5公分，留做蓋子。
3. 將糯米填入蓮藕孔內，把蒂蓋上，用牙籤固定封口。
4. 將塞好糯米的蓮藕放入鍋內，注入蓋過蓮藕的清水，加冰糖、白砂糖、番茄醬、食鹽，大火煮沸後改小火再煮4個小時至黏稠，撈出放涼。
5. 把糯米藕切成片，擺在碟中，澆上糖桂花，淋上蜂蜜即可。

療效 補氣補血、安神益胃，適合氣虛、貧血、睡眠不好和胃口不好的人食用。

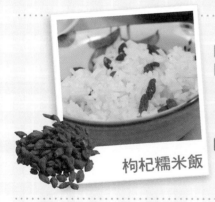

枸杞糯米飯

食材 米50克、糯米30克、枸杞10克。

做法
1. 米和糯米分別淘洗乾淨，糯米浸泡2小時；枸杞洗淨。
2. 把米、糯米和枸杞倒入電鍋中，加適量清水，蓋緊鍋蓋，蒸至電鍋提示米飯蒸熟即可。

療效 可改善消化功能、補氣養血、抗疲勞、增強體質，適合頭暈眼花、病後體弱的人食用。

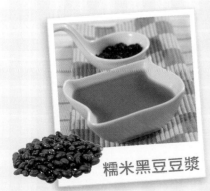

糯米黑豆豆漿

食材 糯米10克、黑豆（乾燥的）20克。

調味 白砂糖適量。

做法
1. 糯米淘洗乾淨，用清水浸泡3～4小時；黑豆洗淨，用清水浸泡6～8小時。
2. 將泡好的糯米和泡發的乾燥黑豆放進全自動豆漿機中，加清水至豆漿機上水位線和下水位線之間，放上豆漿機的機頭，按下啟動，煮至豆漿機提示豆漿煮好，將豆漿過濾、去豆渣倒入大杯中，加白砂糖調味即可。

療效 養腎、補腎，適合腰膝酸軟、腎虛的男性食用。

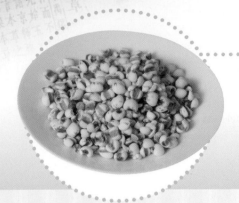

薏仁

健脾、祛濕並能消除粉刺、色斑

《本草綱目》：「健脾益胃、補肺清熱、祛風勝濕、養顏駐容、輕身延年。」

🍂 **性味歸經**

性涼，味甘、淡，歸脾、胃、肺經。

🍂 **保健功效**

薏仁中含有維生素E，是一種美容食品，常吃可使皮膚細膩有光澤，並能消除粉刺、色斑，改善膚色；陰雨潮濕的天氣裡常吃些薏仁可祛濕、健脾；在盛夏適量多吃些薏仁可以及時補充高溫下的體力消耗，有增強免疫力的作用。

🍂 **藥理解析**

薏仁含有的脂肪油有解熱、鎮靜、鎮痛作用。薏仁有驅蟲作用，能治蟲積腹痛。經常食用薏仁對慢性腸炎、消化不良等症也有效果。薏仁還能增強腎功能，並有清熱利尿作用，對浮腫病人可起到消水腫的效果。此外，薏仁能有效抑制癌細胞的增殖，可用於胃癌、腸癌、子宮頸癌的輔助治療，還能減輕腫瘤患者化療的毒副作用。

🍂 **每餐可吃多少？**

每餐可吃50～100克。（熟重）

🍂 **食用禁忌**

1. 脾虛者食用薏仁不宜拿來就用，應先炒一下以減輕寒涼。
2. 因為薏仁化濕滑利的效果顯著，孕婦食用薏仁可能會引起流產等意外，所以孕婦不宜食用薏仁。此外，遺精、遺尿患者也不宜食用薏仁。

家庭醫學小知識

一到夏天有些人的皮膚上就長濕疹，而且舌苔又厚又膩，整個人感覺格外不舒服。這主要是因為不能及時排除入侵體內的濕氣，可以用薏仁煮水喝，能祛濕。但要注意，薏仁煮軟即可，不要煮至開花。

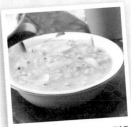

食材 薏仁50克、鮮百合15克、蜂蜜適量。
做法 1.薏仁淘洗乾淨；鮮百合削去老根，撕去枯黃的花瓣，分瓣，洗淨。
2.鍋置火上，倒入適量清水燒開，放入薏仁煮軟，加鮮百合略煮，離火，放涼至溫熱，加蜂蜜調味即可。
療效 澤膚祛斑，可用於治療面部雀斑、痤瘡、濕疹等症，對女性美容有益。

百合薏仁粥

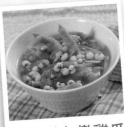

食材 薏仁30克、扁豆10克、雞爪100克。
調味 生薑1片、鹽適量。
做法 1.扁豆洗淨，用清水浸泡3～4小時；薏仁淘洗乾淨；雞爪剁去爪尖，洗淨，放入沸水中川燙，撈出。
2.取大碗，放入薏仁、扁豆、雞爪和薑片，淋入約300毫升清水，放入蒸鍋內隔水小火蒸至雞爪和扁豆熟軟，加少許鹽調味即可。
療效 健脾、補虛、暖胃，適合因脾虛濕重所導致的腸胃炎患者食用，尤其適合大便泄瀉者。

薏仁燉雞爪

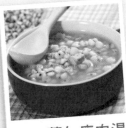

食材 薏仁60克、瘦豬肉100克。
調味 薑片、鹽各適量。
做法 1.薏仁淘洗乾淨；瘦豬肉洗淨，切塊。
2.鍋置火上，放入薏仁、瘦豬肉和薑片，加入約1000毫升清水，大火煮開後轉小火煮至鍋中的湯水剩下約250毫升（大約要煮1小時），加少許鹽調味即可。
療效 除濕舒筋、抗癌散結，適合肌肉不舒、筋絡酸痛的人及風濕患者和癌腫結聚疼痛者食用。

薏仁瘦肉湯

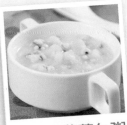

食材 薏仁60克、山藥50克、熟黑芝麻20克。
做法 1.薏仁淘洗乾淨，用清水浸泡2～3小時；山藥去皮，洗淨，搗碎；熟黑芝麻桿碎。
2.鍋置火上，倒入適量清水燒開，放入薏仁煮至軟爛，用湯勺背將其碾碎，加山藥碎末煮至黏稠且呈糊狀，撒上熟黑芝麻碎末即可。
療效 能提高男性精子的活力，適合有生育計畫的男性食用。

山藥薏仁粥

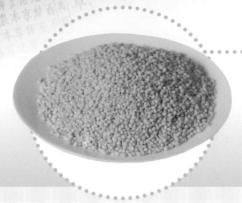

小米

改善消化不良，提高睡眠品質

《本草綱目》：「治反胃熱痢，煮粥食，益丹田，補虛勞，開腸胃。」

🍃 **性味歸經**

性涼，味甘、鹹（陳小米性寒，味苦），歸腎、脾、胃經。

🍃 **保健功效**

小米具有減輕皺紋、色斑的功效。小米的色氨酸含量為穀類之首，色氨酸有調節睡眠、促進睡眠、提高睡眠品質的作用，用小米煮粥，睡前食用，易使人安然入睡。小米還可以使產婦虛寒的體質得到調養，幫助她們恢復體力，有滋陰養血的功效。

🍃 **藥理解析**

小米具有防治消化不良的功效，具有防止反胃、嘔吐的作用。中醫認為，小米有清熱解渴的功效，適合糖尿病患者經常食用。另外，小米所含有的維生素B群、膳食纖維等營養成分，能夠抑制血管收縮、降低血壓。

🍃 **每餐可吃多少？**

每餐可吃60克。（生重）

🍃 **食用禁忌**

1. 女性產後不宜完全以小米做主食，應搭配其他穀類一起食用，以免主食品種單一，缺乏某些身體必需的營養素。
2. 食用小米時搭配的食物種類不能太單一，宜與大豆或肉類一起食用，能更好地吸收小米中的營養。

🍃 本草食療方

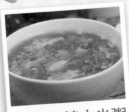

雞蛋紅糖小米粥

食材 小米100克、雞蛋2個、紅糖適量。

做法 1.小米清洗乾淨；雞蛋打散。

2.鍋中加適量清水燒開，加小米大火煮沸，轉小火熬煮，待粥爛，加雞蛋液攪勻，稍煮，加紅糖攪拌即可。

療效 補脾胃、益氣血、活血脈，適合做月子的女性食用，可促進惡露的排出。

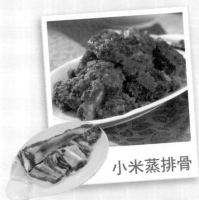

食材 小米100克、排骨100克。

調味 豆瓣醬、豆豉、花椒、鹽、味精、植物油各適量。

做法 1.排骨洗淨放在碗裡；小米泡軟，放入盛排骨的碗中。

2.排骨和小米加豆瓣醬、豆豉、花椒、鹽、味精、植物油拌勻，用大火隔水蒸50分鐘即可。

療效 開胃、益氣血、補虛，適合體弱、營養不良、貧血者食用。

小米蒸排骨

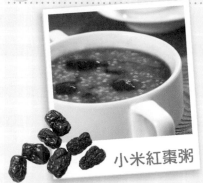

食材 小米100克、紅棗乾30克、紅豆15克。

調味 紅糖適量。

做法 紅豆洗淨泡漲後，先加水煮至半熟，再放入洗淨的小米、紅棗（去核），煮至爛熟成粥，用紅糖調味即可。

療效 有補脾潤燥、寧心安神的功效，主治嬰兒營養不良、夜寐不寧、大便乾燥。

小米紅棗粥

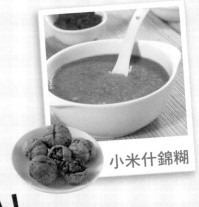

食材 小米200克、黑芝麻40克、乾燥黑豆30克、核桃仁5顆、紅棗6顆、花生米8粒、枸杞30粒、山藥10克。

做法 1.黑豆洗淨，用清水浸泡6～8小時；小米淘洗乾淨；枸杞、紅棗、花生米洗淨；山藥去皮，洗淨，切小丁。

2.鍋置火上，放入所有材料，加入約2000毫升清水，大火燒開後轉小火煮至食材熟透，倒入攪拌機中攪打成糊，放入冰箱冷藏，每天早晨空腹喝1杯（300毫升左右）即可。

療效 有助於緩解肌肉疲勞，適合重症肌無力[1]患者作為輔助調養食物。

小米什錦糊

註. 1.重症肌無力：又稱重肌無力症（Myasthenia Gravis，簡稱M.G.），是一種自我免疫系統的紊亂，造成神經肌疾病引致肌肉顫動、軟弱及容易疲勞。

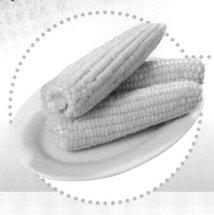

玉米

健腦、抗癌、抗眼睛老化

《本草綱目》：「調中開胃，益肺寧心，亦有利尿之功。」

🌿 **性味歸經**

性平，味甘，歸脾、胃經。

🌿 **保健功效**

鮮玉米富含維生素C，有美容、長壽的作用。鮮玉米中的胚尖所含有的營養物質有增強人體新陳代謝、調整神經系統的功能。玉米還富含穀胺酸，能促進腦細胞代謝，有一定的健腦功能。

🌿 **藥理解析**

玉米含有的膳食纖維可刺激胃腸蠕動、加速糞便排泄，能防治便秘和痔瘡，減少腸胃病的發生。玉米含黃體素、玉米黃素，可預防老年黃斑性病變的產生，對防治老年常見的乾眼病、氣管炎、皮膚乾燥症及白內障等有輔助療效，是抗眼睛老化的極佳食物。新鮮玉米還能抑制腫瘤細胞、降血脂。

🌿 **每餐可吃多少？**

鮮玉米每餐可吃100克；玉米麵粉、玉米渣每餐可吃50～100克。（生重）

🌿 **食用禁忌**

1. 玉米不宜單一食用，因為玉米蛋白質中缺乏色氨酸，單一食用容易發生糙皮病，宜與豆類搭配食用。

2. 發霉的玉米一定不要吃，因為玉米發霉後會產生強致癌物黃麴毒素，嚴重影響健康。

家庭醫學小知識

如果你有眩暈的毛病，去醫院也沒查出是什麼原因，可以試試喝一些玉米鬚茶來緩解或改善一下眩暈的毛病。取50克玉米鬚洗淨，放入大杯中，沖入適量開水，蓋上杯蓋浸泡10～15分鐘，代茶飲用，每日1劑，分早、中、晚三次飲用。

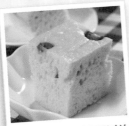

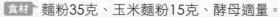

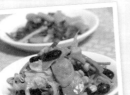

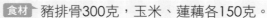

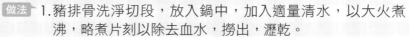

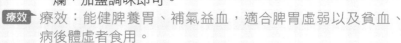

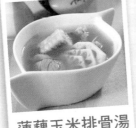

本草食療方

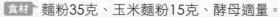
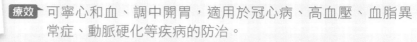

玉米麵粉發糕

食材 麵粉35克、玉米麵粉15克、酵母適量。

做法
1. 將適量酵母用35℃的溫水溶化調勻備用。
2. 麵粉和玉米麵粉倒入盆中，慢慢地加酵母水和適量清水攪拌成麵糊，發酵30分鐘。
3. 送入水已燒沸的蒸鍋內蒸15～20分鐘，取出，切塊食用即可。

療效 可寧心和血、調中開胃，適用於冠心病、高血壓、血脂異常症、動脈硬化等疾病的防治。

豌豆玉米沙拉

食材 甜玉米粒80克、豌豆粒50克、香腸2根、洋蔥1/2個、萵苣50克。

調味 鹽、胡椒粉、紅葡萄酒、醋、橄欖油、第戎芥末各適量。

做法
1. 甜玉米粒洗淨；豌豆粒洗淨；洋蔥撕去老膜，去蒂，切絲；萵苣擇洗乾淨，撕成小片；將所有調味料拌勻，製成調味醬。
2. 煎鍋置火上燒熱，倒入少許橄欖油，放入香腸煎至上色，盛出，切片；湯鍋置火上，倒入適量清水燒開，分別放入玉米粒、豌豆粒川燙至熟，撈出，瀝乾水分。
3. 取盤，放入玉米粒、豌豆粒、香腸、洋蔥、萵苣，淋入調味醬拌勻即可。

療效 健脾開胃、增進食欲，適合消化不良、食欲不振者食用。

蓮藕玉米排骨湯

食材 豬排骨300克，玉米、蓮藕各150克。

調味 薑片、料酒、鹽、陳皮各適量。

做法
1. 豬排骨洗淨切段，放入鍋中，加入適量清水，以大火煮沸，略煮片刻以除去血水，撈出，瀝乾。
2. 蓮藕去皮切片，入沸水鍋內略川燙；玉米切段，備用。
3. 鍋內注入適量清水，放入排骨段、蓮藕片、玉米段、薑片、陳皮、料酒，大火煮沸，再改小火煲2小時至材料熟爛，加鹽調味即可。

療效 療效：能健脾養胃、補氣益血，適合脾胃虛弱以及貧血、病後體虛者食用。

松子玉米

食材 鮮玉米棒2根、松子50克、黃瓜25克。

調味 蔥末、鹽、白砂糖、雞精、植物油各適量。

做法
1. 黃瓜洗淨，切丁；玉米棒去皮和鬚，剝粒。
2. 乾鍋燒熱，放入松子乾炒，不停用鍋鏟翻炒，略變金黃盛出，放涼。
3. 鍋內倒油燒熱，煸香蔥末，放入玉米粒、黃瓜丁和松子翻炒，調入鹽和白砂糖，放入雞精調味即可。

療效 可潤腸排毒、養血美顏，適合腸燥便秘的老年人食用，女性常吃可養膚駐顏。

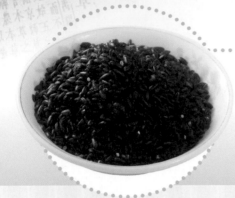

黑米[1]

改善心、肝、脾、胃的功能

《本草綱目》：「滋陰補腎，健身暖胃，明目活血。」

🌿 **性味歸經**

性溫，味甘，歸肝、腎、脾、胃經。

🌿 **保健功效**

中醫認為，黑米能補腎，改善心、肝、脾、胃的功能，固本扶正，大補氣血陰陽，對消化系統功能弱的人來說是很好的營養補品。同時，黑米還可滋養肌膚，防止白髮早生，具有延緩衰老的功效。

🌿 **藥理解析**

黑米富含膳食纖維，可降低葡萄糖的吸收速度，防止餐後血糖急劇上升，維持血糖平衡，有利於糖尿病患者病情的改善。此外，黑米對頭暈、貧血、眼疾、腰腿酸軟等症有一定療效。黑米還可輔助治療跌打、骨折。

🌿 **每餐可吃多少？**

每餐可吃50克。（生重）

🌿 **食用禁忌**

1. 黑米一次不宜吃得過多，不然易引起急性腸胃炎，消化功能較弱的孩子和老弱病者更要少吃。
2. 不要食用未煮爛的黑米，因為黑米本來就很難消化，再食用未煮熟的，營養成分難以吸收，不但對身體沒有任何保健作用，反而增加了胃腸的負擔。

家庭醫學小知識

如果你總感覺氣虛乏力，去醫院做身體檢查也沒查出有健康問題，那麼可以吃些黑米糊來調理一下。把煮好的黑米稀粥放入食物調理機裡打成稀糊狀，倒入保鮮盒中放入冰箱存放，每天早上取一小碗的量，加入1個生雞蛋，攪拌均勻後上火燒開後食用，吃上4～5天後氣虛乏力的狀況就會有所改善。

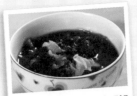

黑米銀耳紅棗粥

> **食材** 黑米50克、乾銀耳2朵、紅棗6顆、冰糖適量。
> **做法** 1.乾銀耳用清水泡發，擇洗乾淨，撕成小朵；黑米淘洗乾淨；紅棗洗淨。
> 2.鍋置火上，倒入適量清水燒開，放入黑米、銀耳，小火煮至黑米熟爛，加冰糖、紅棗，煮至冰糖溶化即可。
> **療效** 滋陰潤肺，適合因秋燥引起咳嗽的人食用。

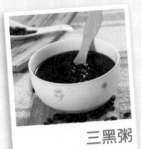

三黑粥

> **食材** 黑米40克，黑豆10克，黑芝麻、核桃仁各15克，紅糖適量。
> **做法** 1.黑豆洗淨，用清水浸泡6小時；黑芝麻、核桃仁炒熟，桿碎；黑米淘洗乾淨。
> 2.鍋置火上，倒入適量清水燒開，放入黑米和黑豆，小火煮至米、豆熟爛，加紅糖煮至溶化，加黑芝麻碎末和核桃仁碎末攪拌均勻即可。
> **療效** 烏髮、補血，還能補腦益智，適合鬚髮早白、貧血及腦力勞動者食用。

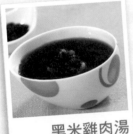

黑米雞肉湯

> **食材** 黑米50克、雞肉250克。
> **調味** 鹽、香油各適量。
> **做法** 1.黑米淘洗乾淨；雞肉洗淨，切塊，用沸水川燙燙去血水，撈出。
> 2.取大碗，放入黑米、雞肉和蓋過碗中食材的清水，送入水已燒開的蒸鍋隔水蒸至黑米與雞肉熟爛，加鹽和香油調味即可。
> **療效** 可補虛益氣、養血活血，適合產婦、病後體虛者食用。

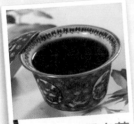

黑米茶

> **食材** 黑米300克。
> **做法** 1.黑米淘洗乾淨，瀝乾水分，用大火炒3分鐘至米中的水分蒸發，再用小火炒至米粒裂開，露出白色的米心，裝入無水的盛器中放涼後密閉存放。
> 2.取杯子，倒入適量炒好的黑米，沖入適量開水，蓋上杯蓋燜10～15分鐘，放涼至溫熱飲用即可。
> **療效** 明目、健脾，適合經常面對電腦工作的人和免疫力低下者飲用。

註. 1.黑米：不是紫米，請不要弄混了。
黑米又名烏米、黑粳米，古代是專供朝廷的「貢米」。黑米粥具有很好的滋補作用，因此被人們稱為「藥米」、「補血米」、「長壽米」；紫米是特種稻米的一種，別名「紫糯米」、「接骨糯」，俗稱「紫珍珠」。

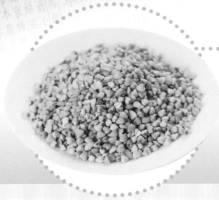

蕎麥

減肥瘦身，改善體虛多汗

《本草綱目》：「降氣寬腸，磨積滯，消熱腫風痛，除白濁白帶，脾積泄瀉。」

性味歸經

性涼，味甘，歸脾、胃、大腸經。

保健功效

蕎麥有利於老年人增強體力、延年益壽。《本草備要》認為，蕎麥可「解酒積」。蕎麥含有一種叫蕎麥蛋白的物質，能夠抑制體內脂肪的蓄積，具有減肥瘦身的作用。

藥理解析

蕎麥可治療腸胃積滯、慢性腹瀉、痢疾、燙火灼傷，並可改善脂肪肝、糖尿病、浮腫、習慣性便秘以及體虛多汗、自汗、盜汗等症狀，也是防治高血壓、冠心病、動脈硬化的理想食物。另外，蕎麥含有的黃酮類成分有抗菌、消炎、止咳、平喘、祛痰的功效。

每餐可吃多少？

每餐可吃60克。（熟重）

食用禁忌

1. 蕎麥性涼，脾胃虛寒的人不宜食用。
2. 蕎麥一次不宜吃得過多，不然容易使人消化不良或頭暈。
3. 用蕎麥米蒸熟的米飯不宜再做成撈飯[1]，不然會使其含有的維生素B_1大量流失，造成營養損失。

本草食療方

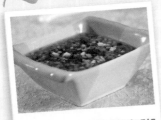

桂圓蕎麥粥

食材 蕎麥米80克、桂圓肉40克。

調味 白砂糖、枸杞各適量。

做法
1. 將蕎麥米淘洗乾淨，泡2小時以上；桂圓肉洗淨，撕碎；枸杞洗淨。
2. 鍋置火上，放入適量清水，加入蕎麥米，用大火煮沸後轉用小火熬煮約20分鐘，放入桂圓肉碎、白砂糖、枸杞，再煮約10分鐘關火，不揭蓋再燜約10分鐘即可。

療效 寬腸、通便、減肥，適合習慣性便秘者和身體肥胖的人食用。

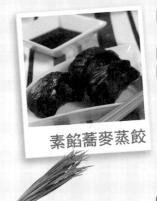

素餡蕎麥蒸餃

食材 蕎麥粉200克、韭菜100克、雞蛋1個（約60克）、乾蝦仁10克。

調味 薑末、鹽、香油、植物油各適量。

做法
1. 雞蛋打入碗內，打散，用植物油煎成蛋餅，鏟碎；韭菜擇洗乾淨，切末；乾蝦仁用清水泡發，洗淨，切末。
2. 將雞蛋、蝦仁、韭菜、薑末放入盆中，加鹽、香油拌勻，調成餡。
3. 蕎麥粉放入盆內，用溫水和成軟硬適中的麵團，桿成餃子皮，包入餡，收邊捏緊，做成生餃子後，送入水已燒沸的蒸鍋用中火蒸20分鐘即可。

療效 補腎、壯陽，尤其適合畏寒怕冷的陽虛體質的男性食用。

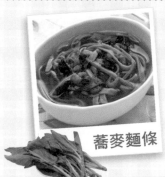

蕎麥麵條

食材 乾蕎麥麵條100克，海苔絲、蝦米、菠菜各15克。

調味 蔥花、高湯、醬油、鹽各適量。

做法
1. 將菠菜洗淨，川燙，撈出，切段；蝦米洗淨，放入清水泡發。
2. 湯鍋置火上，倒入適量清水煮沸，放入蕎麥麵條煮熟，撈出。
3. 湯鍋內倒入適量高湯煮沸，放入煮熟的蕎麥麵條，加入鹽、蝦米、菠菜段、海苔絲，小火煮2分鐘，盛出，加入醬油，撒上蔥花即可。

療效 軟化血管、降壓降脂，適合動脈硬化、高血壓、血脂異常症患者食用。

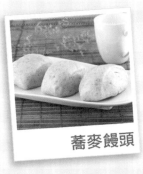

蕎麥饅頭

食材 蕎麥粉、綠豆粉各100克，酵母5克。

做法
1. 酵母倒入小碗中，淋入50毫升溫水攪拌至溶化；蕎麥粉和綠豆粉倒入盛器中，少量多次地淋入酵母水和150毫升的清水，用筷子攪拌至看見麵粉開始結成塊，將麵揉搓成團，將濕布蓋在麵團上，充分發酵。
2. 案板上撒一些麵粉，將發酵好的麵團揉搓至表面光滑，將麵團搓長條，切成大小均勻的麵團，逐個揉成半圓形，製成生饅頭。
3. 蒸鍋內倒入300毫升的清水，放上蒸籠，鋪上濕布，有間隔地放上生饅頭，待鍋中的水燒開後再蒸15分鐘即可。

療效 清熱、化濕，適合因濕熱下注引起的小便短赤者及赤白帶下的女性食用。

 註. 1.撈飯：即泡開水、高湯、或調味醬等「撈」著吃。

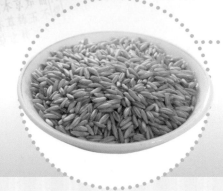

燕麥

緩解壓力，促進傷口癒合

《本草綱目》：「無毒，有潤腸、通便作用，治難產等症。」

🍃 性味歸經

性溫，味甘，歸脾、胃經。

🍃 保健功效

燕麥能改善血液循環，緩解生活工作帶來的壓力。燕麥所富含的膳食纖維有潤腸通便的作用。燕麥含有的亞麻油酸是人體最重要的必需脂肪酸，它可維持人體正常的新陳代謝活動。此外，燕麥含有的維生素E可以抗氧化、美肌膚，具有很好的美容功效。

🍃 藥理解析

燕麥含有的鈣、磷、鐵、鋅等礦物質有預防骨質疏鬆、促進傷口癒合、防治貧血的功效。燕麥富含的膳食纖維可以促進人體中鈉鹽的排出，有助於降低血壓。燕麥還能有效降低膽固醇，每天只要吃40克的燕麥片，就可使每100毫升血中的膽固醇含量平均下降39毫克，甘油三酯（即脂肪）下降76毫克。

🍃 每餐可吃多少？

每餐可吃40克左右。（乾重）

🍃 食用禁忌

1. 燕麥一次不宜吃得太多，否則會造成胃痙攣或者腹部脹氣。
2. 煮燕麥粥時不宜加鹼，不然會使燕麥中含有的維生素B群大量流失。
3. 即食燕麥片烹煮的時間不宜過久，不然會損失其營養。

🍂 本草食療方

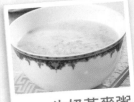

牛奶燕麥粥

食材 燕麥片50克、牛奶150克。

調味 白砂糖適量。

做法 1.燕麥片放清水中浸泡30分鐘。
2.鍋置火上，放入燕麥片和適量清水，用大火煮15～20分鐘，加入牛奶再煮15分鐘，調入白砂糖攪和拌勻即可。

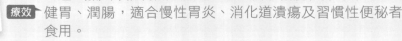

療效 健胃、潤腸，適合慢性胃炎、消化道潰瘍及習慣性便秘者食用。

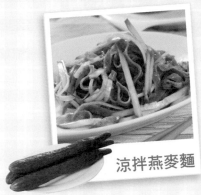

涼拌燕麥麵

食材 燕麥粉、黃瓜各100克。

調味 鹽、雞精、香菜碎、蒜末各適量,香油4克。

做法 1.燕麥粉加溫水和成光滑的麵團,發酵20分鐘,桿成一大張薄麵餅,將麵餅切成細絲,蘸乾燕麥麵抓勻、抖開,做成手桿麵;黃瓜洗淨,去蒂,切絲。

2.鍋置火上,加適量清水燒沸,放入燕麥手桿麵煮熟,撈出,過涼水,放入黃瓜絲、鹽、雞精、香菜碎末、蒜末、香油調味即可。

療效 減肥、降糖、降低膽固醇,適合身體肥胖的人及糖尿病、血脂異常症患者食用。

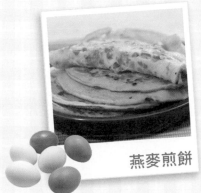

燕麥煎餅

食材 燕麥片、麵粉各100克,雞蛋2個,紅蘿蔔20克。

調味 蔥花、植物油、鹽各適量。

做法 1.紅蘿蔔洗淨,切粒;麵粉倒入盛器中,加適量清水攪拌至糊狀,打入雞蛋,放入蔥花、燕麥片、鹽、紅蘿蔔粒攪拌均勻。

2.平底鍋置火上,倒入少許植物油燒熱,舀入麵糊攤成餅狀,待貼鍋底的那面定型上色後翻面,煎至兩面熟透即可。

療效 可改善血液循環,緩解生活和工作帶來的壓力,適合承受較大壓力的人食用。

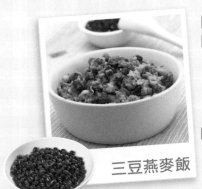

三豆燕麥飯

食材 燕麥米、綠豆、扁豆、紅豆各30克。

做法 1.綠豆、扁豆、紅豆淘洗乾淨,用清水浸泡4～6小時;燕麥米淘洗乾淨。

2.綠豆、扁豆、紅豆、燕麥米一同倒入電鍋中,加入適量清水,蓋緊鍋蓋,按下開關,蒸至電鍋提示飯蒸好後即可。

療效 清熱利濕,適合濕熱困脾引起的食欲不振、肢軟乏力、小便不利、大便稀軟者食用。

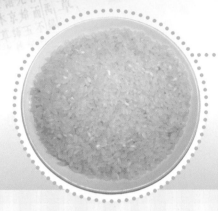

米

預防腳氣病，消除口腔炎症

《滇南本草》：「治諸虛百損，強陰壯骨，生津，明目，長智。」

🌿 **性味歸經**
性平，味甘，歸脾、胃經。

🌿 **保健功效**
米做成粥，營養更豐富，並具有補脾、和胃、清肺的功效，能刺激胃液的分泌，有助於消化，並對脂肪的吸收有促進作用，是補充營養素的基礎。

🌿 **藥理解析**
米是維生素B群的主要來源，是預防腳氣病、消除口腔炎症的重要食療資源。中醫認為，米有通血脈、止煩、止渴、止瀉的功效。

🌿 **每餐可吃多少？**
每餐60克為宜。（生重）

🌿 **食用禁忌**
1. 蒸好的米飯不宜用水浸泡後做撈飯吃，不然會損失掉米中所富含的維生素B群。
2. 淘洗米時次數不宜多，並不宜用手搓洗米，以免使米所富含的維生素B_1流失。

🍂 本草食療方

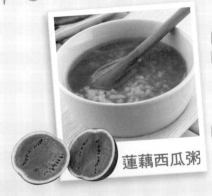

蓮藕西瓜粥

食材 蓮藕80克、西瓜50克、米適量。

做法 1.蓮藕洗淨，切片，榨成汁；西瓜去皮，去籽，榨成汁；米洗淨。
2.將藕汁、西瓜汁和米放入鍋中，大火煮沸，熬煮成粥即可。

療效 止血、止咳、鎮靜安神，適合皮膚紫癜[1]、胃腸道出血的人及咳嗽、失眠者食用。

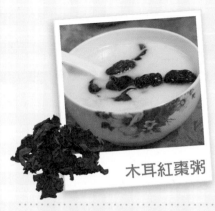

食材 米100克、黑木耳15克、紅棗20克。

調味 冰糖適量。

做法 1.米洗淨，浸泡30分鐘，瀝乾；黑木耳用溫水泡發，洗淨，撕小片；紅棗洗淨，去核。

2.鍋置火上，加適量水燒開，放入米、紅棗煮沸，再轉小火熬煮30分鐘，加入黑木耳、冰糖略煮即可。

木耳紅棗粥

療效 氣血雙補，適合貧血和產後婦女調理食用。

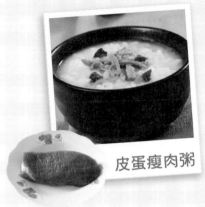

食材 皮蛋1個、瘦豬肉50克、米75克。

調味 蔥花、鹽、味精各適量。

做法 1.皮蛋剝皮後，從中間對半剖開切成四大塊，再改刀切成丁；瘦豬肉洗淨切丁，用鹽醃漬30分鐘；米淘洗乾淨備用。

2.鍋置火上，放入米，倒入1000毫升清水，大火煮開後改小火煮20分鐘，放入豬肉丁、皮蛋丁、適量鹽，大火煮沸後改小火煮10分鐘，加入味精、蔥花調味即可。

皮蛋瘦肉粥

療效 暖心暖胃、除煩清熱、制酸止痛，適用於胃酸多、胃腹悶脹的人食用。

豬肚米粥

食材 米100克、豬肚150克、瘦豬肉100克。

調味 鹽、味精、胡椒粉、料酒、太白粉各適量。

做法 1.豬肚和瘦豬肉洗淨，分別用料酒、鹽、胡椒粉抓揉，並分別入沸水川燙至透，撈出切片。

2.米洗淨，浸泡30分鐘，放入加水的鍋中，大火煮沸，放入豬肚片、瘦豬肉片，改小火熬熟，放胡椒粉、味精、鹽調味即可。

療效 補虛損、健脾胃，適合虛勞瘦弱及脾胃虛弱、食欲不振的人食用。

註. 1.紫癜：亦稱紫斑或肌衄，是一種常見的小兒出血性疾病。由於熱傷脈絡或脾不攝血致血液溢出於肌膚之間，皮膚出現青紫斑點或斑塊的病證；壓之不退色者為其特徵，常見於西醫血小板減少性紫癜和過敏性紫癜等疾病。

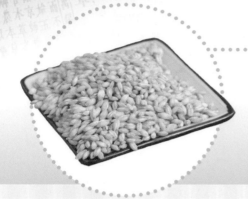

小麥

緩解精神壓力

《本草拾遺》：「補虛，實人膚體，厚腸胃，強氣力。」

❦ 性味歸經
性涼，味甘，歸心、脾、腎經。

❦ 保健功效
小麥中含有豐富的維生素B群，可以緩解精神壓力。小麥富含膳食纖維，能保持大便通暢。小麥粉（麵粉）還有很好的嫩膚、除皺、祛斑的功效。

❦ 藥理解析
常吃些小麥可以降低血液循環中雌激素的含量，從而能達到預防乳腺癌的目的。小麥中的維生素B群可以預防腳氣病和末梢神經炎的發生。小麥對由心血不足、心神失養引起的失眠多夢有一定的輔助治療作用。

❦ 每餐可吃多少？
每餐100克為宜。（生重）

❦ 食用禁忌
用小麥粉發麵時不宜用小蘇打，小蘇打會嚴重破壞麵粉中的維生素B群，宜用酵母發麵，不僅讓麵食味道好，還提高了其營養價值。

本草食療方

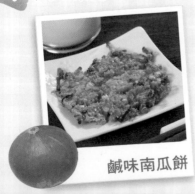

鹹味南瓜餅

食材 麵粉350克、南瓜500克。

調味 植物油、蔥花、鹽、五香粉各適量。

做法 1.將南瓜洗淨，去皮去籽，擦成絲，放入盆中，加蔥花、鹽、五香粉、麵粉及清水，攪拌成稀糊。
2.平底鍋置火上，倒油燒熱，用勺子舀麵糊，攤平成圓餅狀，煎到麵餅變硬後，翻個面再煎，等兩面都煎黃時即可。

療效 保護胃黏膜、助消化，適合老年人、腸胃功能不好的人食用。

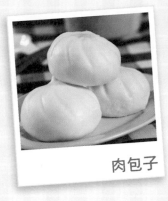

肉包子

食材▶ 麵粉600克、豬肉（肥3瘦7）500克。

調味▶ 醬油、鹽、料酒、蔥末、味精、香油、酵母、肉骨頭湯各適量。

做法▶ 1. 豬肉洗淨，剁成肉餡。

2. 豬肉餡放入盆內，加入醬油、鹽、料酒、蔥末、味精、香油拌和，再將肉骨頭湯徐徐倒入，邊倒邊順同一方向攪動，攪成具有黏性的餡料。

3. 將麵粉與酵母摻在一起，用溫水和好，揉勻，待麵團發起，揉勻揉透，分成大小均勻的麵團，桿成圓皮，將餡料放入圓皮的中間，收邊捏緊即成包子，擺入蒸籠用大火沸水蒸熟即可。

療效▶ 養心安神、緩解疲勞，適合心悸失眠、體虛乏力者食用。

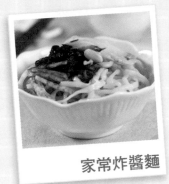

家常炸醬麵

食材▶ 手桿麵 250 克，豬肉丁150 克，黃瓜、豆芽、黃豆、紅心蘿蔔各適量。

調味▶ 黃醬、蔥末、料酒、香油、豬油、冰糖、味精各適量。

做法▶ 1. 炒鍋放豬油，燒至六分熱，放蔥末，炸出香味，再放入豬肉丁煸炒片刻，加黃醬、料酒不停翻炒，炒至豬肉熟，待醬和肉炒勻時，加冰糖再翻炒片刻，加味精，淋上香油即成。

2. 黃瓜、紅心蘿蔔洗淨切絲；豆芽擇洗乾淨後，川燙熟；黃豆洗淨，煮熟，做為配料。

3. 鍋中倒水煮開，放入麵條，熟後盛入大湯碗內，加配料，再加炸醬拌勻即可。

療效▶ 健脾開胃、補充維生素B_2，適合食慾不振及口腔潰瘍、口角炎等維生素B_2缺乏者食用。

豆奶餅

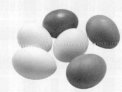

食材▶ 麵粉500克、雞蛋2個、豆奶粉100克、酵母適量。

調味▶ 白砂糖適量。

做法▶ 1. 盆內加少量溫水，放入酵母攪開，放入豆奶粉、雞蛋、白砂糖攪勻攪化，放入麵粉，攪成濃稠狀。

2. 當麵糊鼓起時，把平底鍋加適量油燒熱，舀入麵糊攤成圓餅狀，放入鍋裡，加蓋用小火煎燜，兩面煎成金黃色鼓起熟透時起鍋即可。

療效▶ 雞蛋富含卵磷脂，增加腦功能；豆奶粉含有膳食纖維，利於消化、吸收，適合兒童食用。

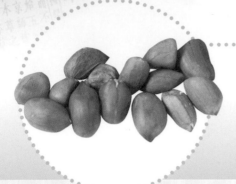

花生

有良好的止血功效

《本草綱目》：「悅脾、和胃、潤肺、化痰、滋養補氣、清咽止癢。」

🌿 **性味歸經**

性平，味甘，歸脾、肺經。

🌿 **保健功效**

花生具有健脾和胃、利腎去水、理氣通乳的功效。花生含有維生素E和一定量的鋅，能增強記憶，延緩腦功能衰退，滋潤皮膚。花生是維生素B_1、維生素B_2的優良來源，對恢復疲勞很有幫助。

🌿 **藥理解析**

花生中的維生素K有止血作用，花生紅衣的止血作用比花生更是高出50倍，對皮膚紫癜、胃腸道出血等多種出血性疾病都有良好的止血功效。花生中不飽和脂肪酸的含量很高，有降低膽固醇的作用，有助於防治動脈硬化、高血壓和冠心病。花生還有很好的排毒功效，可以減少腸癌發生的機會。

🌿 **每餐可吃多少？**

每餐50克為宜。（生重）

🌿 **食用禁忌**

1. 食用花生米時不宜去紅衣，因為花生衣能養血、補血。
2. 花生炒熟或油炸後，性質熱燥，不宜多食。
3. 花生含有一種促凝血因子，跌打損傷、血脈淤滯者不宜食用花生，否則可能會使血淤不散，加重腫痛症狀。

家庭醫學小知識

患有慢性肺結核的人，常常會乏力、乾咳，午後面顴發燒，可以買一些生花生米，每天吃4～5次，每次10～20粒。此方法能夠易於堅持且效果顯著，花生可以潤肺化痰，對咽喉也有很好的保護作用。

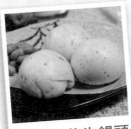
花生饅頭

食材 自發粉500克、花生米150克。

調味 植物油、鹽適量。

做法 1.鍋置火上,倒油燒熱,放入花生米炒香,去皮,碾成碎末。

2.將自發粉用水揉勻成麵團,加入花生碎末、鹽,揉勻搓條,分成小麵團,製成饅頭,放入蒸鍋中,蒸熟即可。

療效 健脾和胃,適合脾胃不好及食欲不振的人食用。

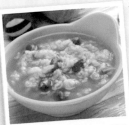
牛奶花生粥

食材 米50克、花生米25克、牛奶250克。

做法 1.米洗淨,用清水泡軟;花生米挑去雜質,洗淨,用清水泡軟,連皮放入攪拌機中加水攪成花生漿。

2.鍋內倒入米、花生漿和適量清水大火燒沸,轉小火煮至米粒熟軟,加入牛奶略煮即可。

療效 可改善腦部的血液循環,增強記憶力,適合兒童和腦力勞動者食用。

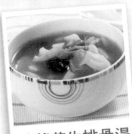
蓮藕花生排骨湯

食材 排骨300克、蓮藕150克、花生150克、紅棗5顆。

調味 蔥段、薑片、鹽各適量。

做法 1.將排骨洗淨,剁成塊,放入開水中川燙去血水,取出,瀝乾;蓮藕拍一下再切大塊;紅棗去核;花生去殼。

2.鍋內注入適量水,將排骨、蓮藕塊、花生、紅棗放入,加蔥段、薑片,以大火煲20分鐘後,加鹽調味,再以小火煲2小時左右即可。

療效 益血補血、理氣通乳,適合貧血症患者食用,尤其適合產後婦女食用。

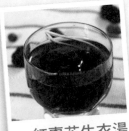
紅棗花生衣湯

食材 紅棗50克、花生米100克。

調味 紅糖適量。

做法 1.紅棗洗淨,用溫水浸泡,去核;花生米略煮一下,冷後剝衣。

2.將紅棗和花生衣放在鍋內,加入煮過花生米的水,再加適量的清水,用大火煮沸後,改為小火煮半小時左右,撈出花生衣,加紅糖燒至溶化,收汁即可。

療效 強體益氣、補血止血,適用於氣血兩虛所致的食欲減退、氣短乏力及各種出血病症。

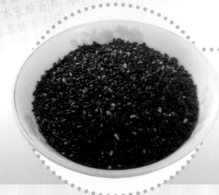

黑芝麻

益肝補腎，養血美容

《食療本草》：「潤五臟、主火灼、填骨髓、補虛氣。」

🌿 **性味歸經**
性平，味甘，歸肝、腎、大腸經。

🌿 **保健功效**
黑芝麻具有益肝補腎、養血美容作用，是很好的保健食品。黑芝麻含有的維生素E居植物性食品之首，可以起到抗衰老和延年益壽的作用。黑芝麻所含有的卵磷脂有健腦益智的功效，腦力勞動者應該多吃。

🌿 **藥理解析**
常吃黑芝麻可以幫助人們預防和治療膽結石。黑芝麻含有的鐵可以促進紅血球和血紅蛋白的再生，有效預防貧血的發生。黑芝麻中的亞麻油酸可使血中膽固醇含量降低，有防治冠狀動脈硬化的作用。黑芝麻富含生物素[1]，對藥物性脫髮、某些疾病引起的脫髮也會有一定療效。

🌿 **每餐可吃多少？**
每餐5克為宜。（生重）

🌿 **食用禁忌**
黑芝麻有潤腸通便的作用，患有慢性腸炎、腹瀉者忌食。

註.
1. 生物素：生物素（Biotin）為維生素B群之一，又稱維生素H、維生素B_7、輔酶R（Coenzyme R）等。
2. 黑棗：以紅棗燻蒸乾製而成。紅棗偏於補脾養心；黑棗偏於補脾養腎。

家庭醫學小知識

如果你對產後脫髮很煩惱，請將黑芝麻炒熟、搗碎，加白砂糖拌勻，每次1～2勺，每天2～3次，堅持食用一個月，會有明顯的效果。

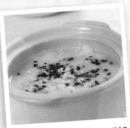

芝麻桃仁粥

食材▶ 米100克、黑芝麻10克、核桃仁30克。

調味▶ 冰糖適量。

做法▶ 1.米洗淨，浸泡30分鐘，瀝乾。

2.鍋置火上，加適量水燒開，放入米、核桃仁煮沸，轉小火熬煮30分鐘，加黑芝麻和冰糖煮開即可。

療效▶ 具有補肝、益五臟、祛淤血、壯筋骨等作用，適合慢性肝炎病人及產後淤血腹痛、骨質疏鬆者食用。

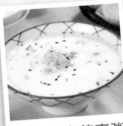

黑芝麻燕麥粥

食材▶ 黑芝麻粉25克、燕麥片50克、枸杞10克。

調味▶ 白砂糖適量。

做法▶ 1.將黑芝麻粉放入碗中，加入適量的水調勻成黑芝麻糊。

2.黑芝麻糊中加入燕麥片，沖入適量的熱水，最後加入枸杞、白砂糖調勻即可。

療效▶ 燕麥益肝和胃，黑芝麻中鐵和維生素E的含量豐富，適合婦女產後氣血虛弱所導致的乳汁缺乏者食用。

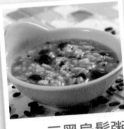

三黑烏髮粥

食材▶ 糯米100克、黑豆50克、熟黑芝麻10克、黑棗[2]5顆。

調味▶ 紅糖適量。

做法▶ 1.糯米、黑豆洗淨，分別用水浸泡2小時；黑棗洗淨去核。

2.鍋置火上，放入清水、糯米、黑豆，大火燒開後轉小火煮約40分鐘至米爛粥稠，再放入黑棗煮約10分鐘至材料成熟，最後加紅糖調味，撒上黑芝麻拌勻即可。

療效▶ 補腎烏髮，對頭髮生長有利，適合脫髮、掉髮患者食用。

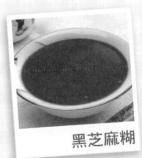

黑芝麻糊

食材▶ 黑芝麻25克、米20克。

調味▶ 白砂糖適量。

做法▶ 1.黑芝麻放入無油無水的炒鍋中炒香，盛出，放涼；米放入無油無水的鍋中炒至色澤微黃，盛出，放涼。

2.將炒過的黑芝麻、米放入攪拌機中的乾磨杯裡，加一點白砂糖攪拌成細粉，倒入碗中，淋入適量熱水沖調成糊狀即可。

療效▶ 補虛、補血、通便、益腎，適合身體虛弱、貧血、大便燥結、頭暈耳鳴的人食用。

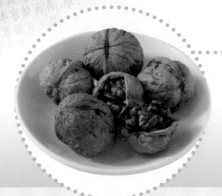

核桃仁

滋養腦細胞，增強腦功能

《本草綱目》：「補氣養血，潤燥化痰，益命門，處三焦，溫肺潤腸，治虛寒喘咳、腰腳重疼。」

🍂 性味歸經
性溫，味甘，歸腎、肺、大腸經。

🍂 保健功效
核桃仁具有補氣養血、潤肺化痰等功效，可以緩解疲勞和壓力。核桃仁中的磷脂，對腦神經有良好的保健作用，可以滋養腦細胞，增強腦功能。核桃仁還具有烏髮養顏的功效。

🍂 藥理解析
核桃仁可以防止動脈硬化，降低體內膽固醇的含量，對非胰島素依賴型糖尿病有一定的輔助治療作用。核桃仁對癌症患者還有鎮痛、提升白血球及保護肝臟等作用。核桃仁鎮咳平喘的作用也很明顯，對慢性氣管炎和哮喘病的療效很好。常吃核桃仁對腎虛引起的失眠也有輔助治療作用。

🍂 每餐可吃多少？
每餐20克為宜。（乾核桃重量）

🍂 食用禁忌
核桃仁不宜多食，因其含有較多油脂，會影響消化，多食容易導致腹瀉。

家庭醫學小知識

有些孩子患有哮喘，常常不知道什麼原因哮喘就會突然發作。可以讓你的孩子嚼生核桃仁生薑片，核桃仁1～2個，生薑1片，每晚睡前同嚼吞服，可補肺腎納氣、止咳平喘、祛風和胃，對哮喘有輔助治療作用。

本草食療方

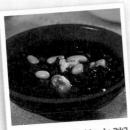

核桃紫米粥

食材 核桃仁25克、紫米30克、糯米20克。

調味 冰糖適量。

做法 1.將紫米、糯米均洗淨，浸泡2小時。

2.鍋置火上，加適量清水煮沸，放入紫米、糯米用大火煮沸後轉至小火，放入核桃仁煮至米粒熟爛的稠粥，加冰糖煮化即可。

療效 健腦益智、明目活血，適合學生和長期面對電腦工作的人食用。

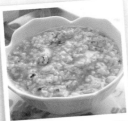

核桃蓮子山藥羹

食材 核桃仁、去心蓮子各15克，黑豆、山藥粉各20克，米50克。

調味 冰糖適量。

做法 1.將核桃仁、蓮子、黑豆分別洗淨，研磨成末；米洗淨。

2.鍋內加適量水，放入核桃仁粉、蓮子粉、黑豆粉、山藥粉和米大火煮沸，小火煨煮，加冰糖調味，熬煮2分鐘即可。

療效 益氣斂汗，適合容易出虛汗、面色蒼白、體虛易感冒、舌淡苔白的兒童食用。

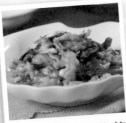

核桃仁炒韭菜

食材 韭菜250克、核桃仁60克。

調味 香油、鹽各適量。

做法 1.韭菜洗淨，切成3公分長的段備用。

2.核桃仁入沸水中川燙約2分鐘，撈出後撕去表皮，沖洗乾淨，瀝乾。

3.鍋置火上，倒入香油燒至六分熱，放入核桃仁炒至色黃，再放入韭菜一起翻炒，加鹽炒勻即可。

療效 補腎助陽，適用於陽虛腎冷、腰膝冷痛、陽痿等症狀，特別適合中老年男性保健。

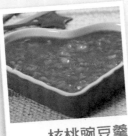

核桃豌豆羹

食材 豌豆粒200克、核桃仁50克。

調味 白砂糖、藕粉各適量。

做法 1.將豌豆粒洗淨，煮爛，搗成泥狀；藕粉用水調成藕粉液；核桃仁過油，撈出，瀝油，剁成細末待用。

2.鍋置火上，倒入適量清水，煮沸後，加入白砂糖、豌豆泥攪勻煮沸，加入藕粉液勾芡成稀糊狀，撒上核桃仁末即可。

療效 可以緩解疲勞、益血消淤，適合身體易疲勞的人及產婦食用。

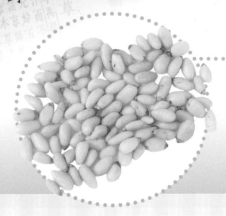

松子

強身健體，健腦益智

《本草綱目》：「潤肺，治燥結咳嗽。」

🍂 **性味歸經**
性溫，味甘，歸肝、肺、大腸經。

🍂 **保健功效**
常吃松子，可以強身健體，提高身體免疫力，特別對老年體弱、腰痛、便秘、眩暈、小兒生長發育遲緩很有益處。松子飽含油脂，有很好的潤膚養顏功效。松子含有豐富的磷脂、多種維生素和礦物質，有很好的健腦益智作用。

🍂 **藥理解析**
松子中富含鈣、鐵、鉀等礦物質，這對骨骼、牙齒發育不全、患有佝僂病的兒童有輔助治療作用。同時，它所含的不飽和脂肪酸具有降低膽固醇、甘油三酯（即脂肪）及軟化血管的作用，可以有效防止動脈硬化，抗衰老。

🍂 **每餐可吃多少？**
每餐20克為宜。（生重）

🍂 **食用禁忌**
松子油脂豐富，膽功能嚴重不良者不宜食用。

本草食療方

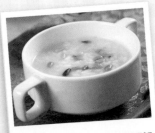

松子粥

食材　松子30克、米100克。

做法　1.將松子洗淨，瀝乾水，研成碎末；米洗淨，浸泡30分鐘，待用。
2.鍋置火上，倒入適量的清水煮沸，放入松子和米，大火煮沸轉小火煮至黏稠即可。

療效　潤腸通便，適用於老年氣血不足、產婦或熱病傷津引起的大便秘結者食用。

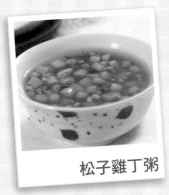

松子雞丁粥

食材 ▶ 玉米100克、雞肉50克、松子10克。

調味 ▶ 雞湯、醬油、料酒、鹽、味精、蔥段、薑片、植物油各適量。

做法 ▶ 1. 玉米洗淨，浸泡2小時；雞肉洗淨，切丁，加醬油、料酒略醃；松子洗淨。

2. 鍋置火上，倒油燒熱，加入雞丁炸至呈金黃色，撈出，瀝油；另起鍋放油燒熱，爆香蔥段、薑片，放入松子煸炒出香味，盛出。

3. 將玉米與雞湯一同放入鍋中，先用大火煮沸，放入雞丁、松子，轉小火熬煮至粥熟，加鹽和味精調味即可。

療效 ▶ 養陰潤肺，適合咳嗽者食用。

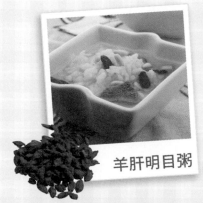

羊肝明目粥

食材 ▶ 羊肝50克、枸杞10粒、松子15克、米100克。

調味 ▶ 鹽、味精、香菜末、蔥花、高湯各適量。

做法 ▶ 1. 將羊肝洗淨，去除表麵筋膜，切片，用鹽醃漬10分鐘；枸杞、米分別洗淨。

2. 鍋置火上，放入高湯、米，用大火煮沸後轉小火熬煮20分鐘，將羊肝、松子、枸杞和鹽放入粥中繼續熬煮30分鐘，加味精、蔥花、香菜末調味即可。

療效 ▶ 明目補肝、提高記憶力，適合長期面對電腦的腦力勞動者和學生食用。

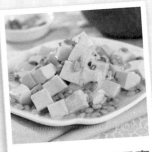

松子燉豆腐

食材 ▶ 豆腐250克、松子（炒）30克、火腿20克。

調味 ▶ 花生油、醬油、鮮湯、鹽、白砂糖、味精各適量。

做法 ▶ 1. 豆腐洗淨，切成方塊，放入開水鍋中煮開，煮至豆腐塊浮出水面，撈出，瀝去水分；火腿切成小丁；松子碾碎成末。

2. 鍋置火上，倒入適量花生油燒至五分熱，放入白砂糖炒至糖色呈微紅色時，加入醬油、鮮湯、鹽、白砂糖、松子、火腿和豆腐塊，待燒開後改用小火燉10分鐘，見湯汁剩一半時，調入味精即可。

療效 ▶ 軟化血管、增強血管彈性、維護毛細血管正常的功能，預防和抵制動脈硬化，適合心血管疾病患者食用。

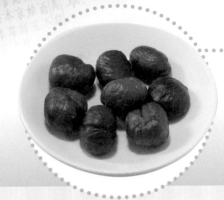

栗子

促進口腔潰瘍創面癒合

《食物本草》：「主益氣，厚腸胃，補腎氣，令人耐饑。」

🍂 **性味歸經**

性溫，味甘，歸脾、胃、腎經。

🍂 **保健功效**

栗子富含碳水化合物，具有益氣健脾、厚補胃腸的作用。新鮮栗子中維生素C的含量比番茄還要多，所含的礦物質不僅全面，並且含量比蘋果、梨等水果還要高，含鉀量比蘋果高4倍，是很好的補腎、抗衰老、延年益壽的滋補品。

🍂 **藥理解析**

栗子含有核黃素（維生素B_2），常吃栗子對小兒口舌生瘡和成人口腔潰瘍有益。栗子中的維生素C能夠維持牙齒、骨骼、血管肌肉的正常功用，可以預防動脈硬化、冠心病、高血壓、骨質疏鬆、腰腿酸軟、筋骨疼痛、乏力等病症。

🍂 **每餐可吃多少？**

每餐10粒為宜。

🍂 **食用禁忌**

1. 栗子富含碳水化合物，糖尿病患者不宜多食。
2. 栗子難以消化，一次不宜多食，否則會引起胃腹飽脹。
3. 栗子易上火，會上火的人少吃。

🍂 本草食療方

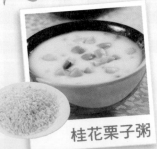

桂花栗子粥

食材 栗子300克、糯米50克。

調味 糖桂花適量。

做法 1.栗子洗淨，放入開水中煮熟，撈出，浸在涼水裡，去殼，取出栗子肉；糯米洗淨，用溫水浸泡1小時。

2.鍋置火上，倒入清水煮沸，放入糯米大火煮沸，轉小火煮30分鐘，加入栗子肉繼再煮5分鐘，最後撒上糖桂花即可。

療效 補腎，適合腎虛腰痛、雙腿無力的人食用。

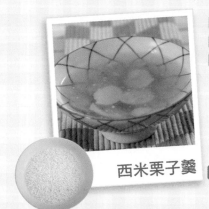

西米栗子羹

食材 ▶ 西米100克、熟栗子150克。

調味 ▶ 桂花、太白粉、白砂糖各適量。

做法 ▶ 1. 將西米洗淨,放入水中浸泡2小時;熟栗子洗淨,切片。

2. 鍋置火上,倒入適量清水燒沸,放入西米,用勺不斷輕輕推動,使米粒不相黏,燒沸後,加入白砂糖、桂花、熟栗子片,再煮沸至西米透明無白心時,用太白粉勾芡即可。

療效 ▶ 補肺化痰、益氣健脾,適合肺氣虛、肺結核、咳嗽者食用。

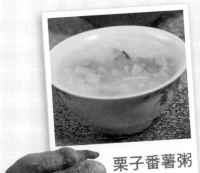

栗子番薯粥

食材 ▶ 米、小米各30克、熟栗子20克、番薯50克。

調味 ▶ 白砂糖適量。

做法 ▶ 1. 米、小米分別洗淨;栗子去皮,取肉;番薯洗淨,切小塊。

2. 鍋置火上,倒入適量清水,放入米和小米煮沸,放入番薯塊、栗子肉轉小火煮30分鐘至米爛粥稠,加入適量的白砂糖即可。

療效 ▶ 促進腸胃蠕動,適合便秘者食用。

栗子香菇

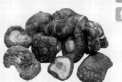

食材 ▶ 新鮮栗子200克,乾香菇和小油菜各30克。

調味 ▶ 植物油、醬油、味精、太白粉、香油、白砂糖各適量。

做法 ▶ 1. 將栗子橫切一刀,放入沸水中煮至殼裂撈出,剝殼去膜;香菇泡發,洗淨,去柄,切片;小油菜洗淨。

2. 鍋置火上,倒入植物油燒至六分熱,倒入栗肉和香菇,加入醬油、白砂糖和清水燒開,放入味精調勻,用太白粉勾芡,裝盤;另起鍋,加油燒至三分熱,放入小油菜炒熟,擺在栗子周圍,淋上香油即可。

療效 ▶ 預防骨質疏鬆和抗衰老,適合老年人食用。

白果

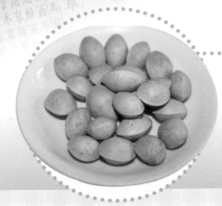

斂肺定喘，燥濕止帶

《本草再新》：「補氣養心，益腎滋陰，止咳除煩，生肌長肉，排膿拔毒，消瘡疥痘瘤。」

🍂 **性味歸經**

性平，味甘、苦、澀，歸心、肺、腎經。

🍂 **保健功效**

白果又稱銀杏，可以通暢血管，改善大腦功能，增強記憶能力，所以具有抗衰老的功效。常吃白果，可以滋陰養顏，擴張微血管，促進血液循環，使人面部紅潤，精神煥發。

🍂 **藥理解析**

白果具有斂肺定喘、燥濕止帶、益腎固精、鎮咳解毒等功效，對肺結核、癲癇、神經性頭痛有較好的輔助治療效果，對由美尼爾氏綜合症[1]引起的眩暈、耳鳴、耳聾、頭內脹痛症狀也很有益處。白果對腦血栓、老年性癡呆、高血壓、冠心病、動脈硬化、腦功能減退等病有較好的預防和治療效果。

🍂 **每餐可吃多少？**

每餐10粒為宜。（生重）

🍂 **食用禁忌**

白果有小毒，不宜多食，5歲以下兒童忌食白果。

註. 1. 美尼爾氏綜合症：Ménière's disease也稱為梅尼爾氏症、或俗稱的耳水不平衡，是一種內耳病變所導致聽力受影響及平衡功能失調的疾病，以陣發性眩暈、耳鳴為主要特徵，伴隨有進行性聽力喪失。好發於30至50歲成年人。

家庭醫學小知識

小孩子到了5歲還是有尿床的毛病，可以試著讓他每天吃5粒白果，連吃5天。

本草食療方

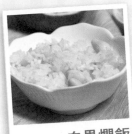

白果燜飯

食材 白果50克、米150克。

做法 1.白果洗淨，煮熟，取肉；米淘洗乾淨。
2.白果和米一同倒入電鍋內，加適量清水燜熟即可。

療效 擴張血管，適合高血壓患者食用。

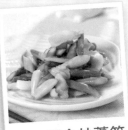

百合炒蘆筍

食材 鮮百合100克、蘆筍200克、白果20克。

調味 植物油、鹽、雞精、胡椒粉、蒜末各適量。

做法 1.將蘆筍洗淨切段，放入開水鍋內川燙一下，撈出瀝乾；鮮百合掰片洗淨。
2.炒鍋注油燒熱，放入蒜末爆香，放入百合煸炒，再放入蘆筍、白果炒片刻，加入鹽、雞精、胡椒粉炒勻即可。

療效 滋陰潤肺、鎮咳定喘，適合因秋燥引起的口乾咽燥、咳嗽少痰者食用。

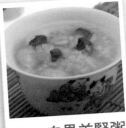

白果羊腎粥

食材 白果10克、羊腎1個、羊肉和米各50克。

調味 蔥白適量。

做法 1.將羊腎洗淨，去腮腺脂膜，切成細丁；蔥白洗淨切成細節；羊肉洗淨切塊；白果、米淘淨。
2.鍋置火上，倒入適量清水，把所有食材一同放入鍋內熬煮，待肉熟米爛成粥時即可。

療效 補腎止遺，適合小兒遺尿者食用。

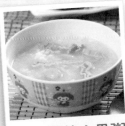

腐竹白果粥

食材 米100克、腐竹50克、白果10克。

調味 鹽適量。

做法 1.腐竹洗淨，切段；白果洗淨，去殼和皮；米洗淨，浸泡30分鐘。
2.鍋置火上，倒入適量清水煮沸，放入米煮沸後轉小火，放入白果熬煮至粥黏稠，放入腐竹煮沸，加鹽調味即可。

療效 養胃、清肺熱、固腎氣，適合脾虛帶下的女性食用。

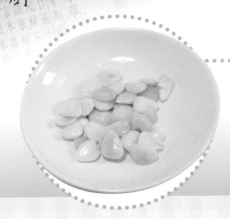

杏仁

止咳平喘，潤腸通便

《本草綱目》：「能散能降，故解肌、散風、降氣、潤燥、消積，治傷損藥中用之。」

🌿 **性味歸經**
甜杏仁性平，味甘、辛，歸肺經；苦杏仁性溫，味苦，歸肺經。

🌿 **保健功效**
甜杏仁和乾果大杏仁偏於滋潤，有一定的補肺作用。杏仁能促進皮膚血液微循環，可以消除色素沉著、雀斑、黑斑等，使皮膚紅潤有光澤，具有很好的美容效果。

🌿 **藥理解析**
苦杏仁能止咳平喘、潤腸通便，可治療肺病、咳嗽等疾病。杏仁含有豐富的黃酮類和多酚類成分，不但能夠降低人體內膽固醇的含量，還能顯著降低心臟病和很多慢性病的發病危險。杏仁所含的苦杏仁貳可以抑制腫瘤的生長。

🌿 **每餐可吃多少？**
每次10～20克為宜。（生重）

🌿 **食用禁忌**
苦杏仁有小毒，不宜過多食用。

🌿 本草食療方

杏仁肉絲粥

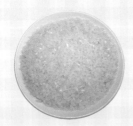

食材 嫩杏仁20粒、瘦豬肉絲50克、米75克。

調味 高湯、太白粉、鹽、味精、香菜末各適量。

做法 1.將杏仁、瘦豬肉絲分別洗淨；瘦豬肉絲用太白粉、鹽醃漬10分鐘；米淘洗乾淨，浸泡30分鐘。
2.鍋置火上，放入高湯與米、瘦豬肉絲、嫩杏仁，大火煮沸後轉小火，慢慢熬煮至黏稠，加入鹽、味精調味，撒上香菜末即可。

療效 清熱、潤腸，適合腸燥便秘者食用。

PART 2 蔬菜食療本草

《黃帝內經》中有「五菜為充」的說法,「五菜」現已泛指各類蔬菜,能營養人體、充實臟氣,使體內各種營養素更完善、充實,對人體的健康十分有益。正如《本草綱目》所述:「菜之於人,補非小也。」

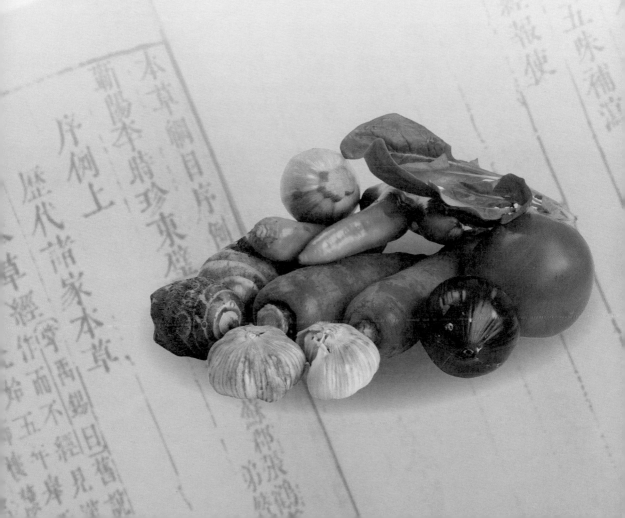

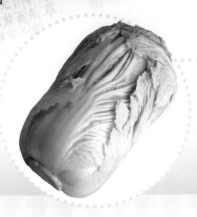

大白菜

幫助排便，適合便秘患者常吃

《本草綱目》：「利腸胃、消食下氣」，能除煩解渴、通利腸胃、養胃生津、利尿通便、清熱解毒。

🌿 **性味歸經**

性平、微寒，味甘，歸腸、胃經。

🌿 **保健功效**

大白菜中的纖維素不但能起到潤腸、促進排毒的作用，還能促進人體對動物蛋白質的吸收。另外，大白菜還含有豐富的維生素C、維生素E，常吃白菜可以起到很好的護膚和養顏效果。

🌿 **藥理解析**

大白菜中含有大量的粗纖維，可促進腸壁蠕動，幫助消化，防止大便乾燥，促進排便，對預防腸癌有良好作用。研究還發現，大白菜中含有活性成分吲哚-3-甲醇，能幫助分解同乳腺癌相聯繫的雌激素。此外，其所含微量元素「鉬」可抑制體內對亞硝胺的吸收、合成和積累，故有一定抗癌作用。

🌿 **每餐可吃多少？**

每餐可吃100克。（生重）

🌿 **食用禁忌**

1. 白菜心中會殘留一些農藥，因此大白菜不能一剝就吃，最好用食鹽水浸泡半小時，之後反復清洗再食用。
2. 隔夜的熟白菜和未醃透的大白菜不宜食用，因為二者都會產生亞硝酸鹽，可致癌。

家庭醫學小知識

你有牙疼的困擾嗎？尤其在吃較硬食物或遇到甜酸冷熱時，更是疼得厲害嗎？如果疼到連晚上都睡不著覺時，請試試看神奇的食物療法。白菜根具有緩解牙痛的功效，具體方法是：取一白菜根，洗淨搗爛，用紗布包好擠汁，左側牙痛滴左耳，右側牙痛滴右耳，這樣便能緩解惱人的牙痛症狀了。

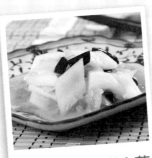

醋溜白菜

食材 ▸ 白菜500克。

調味 ▸ 鹽、白糖、醋、太白粉、蔥末、花椒、乾辣椒、植物油各適量。

做法 ▸ 1.白菜洗淨，切菱形，用鹽醃漬，擠去水分待用。
2.小碗內放鹽、白糖、醋、蔥末、太白粉調成醬汁。
3.炒鍋置火上，倒油燒熱，將花椒入鍋先煸[1]一下取出，再放入乾辣椒炸至呈褐紅色時，放入白菜，用大火炒熟後，調入醬汁，用太白粉勾芡即可。

療效 ▸ 幫助消化、調理五臟、提高免疫力，適宜於腸胃不好、便秘的人，尤其是老年人。

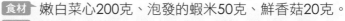

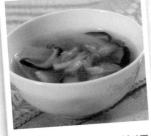

蝦米白菜湯

食材 ▸ 嫩白菜心200克、泡發的蝦米50克、鮮香菇20克。

調味 ▸ 鮮湯、生薑絲、香油、鹽、味精、蔥花各適量。

做法 ▸ 1.把嫩白菜心洗淨，切成3公分長、1公分寬的條狀；香菇洗淨切成片。
2.添加清水燒沸，加入香菇、白菜心略燙，然後過涼水，瀝乾。
3.在炒鍋裡加入鮮湯、鹽、泡發的蝦米燒至湯沸後，撇去浮沫，放入白菜心、香菇、味精、蔥花、生薑絲，再淋上香油，盛入湯碗中即可。

療效 ▸ 滋陰養顏、和血潤膚，適合女性貧血及頭髮乾枯易於脫落、皮膚乾燥者食用。

燴白菜三丁

食材 ▸ 嫩白菜幫[2]250克、泡發的乾燥香菇100克、雞蛋1個、豬肉50克。

調味 ▸ 植物油、醬油、香油、蔥花、生薑片、鹽、味精、太白粉、鮮湯各適量。

做法 ▸ 1.把洗淨的白菜幫、豬肉、香菇均切成1.5公分見方的小丁。
2.把豬肉丁用鹽、蛋清、太白粉漿好，用溫油滑炒熟，撈出；香菇丁在開水鍋裡川燙一下。
3.炒鍋置火上，加油燒熱，放蔥花、生薑片爆香，放入白菜丁爆炒到七分熟，盛出。
4.向鍋裡加鮮湯燒開，放入香菇丁、白菜丁、豬肉丁，添加鹽、醬油、味精，煮沸後稍燴片刻，調好口味，用太白粉勾芡，淋上香油即可。

療效 ▸ 可以緩解緊張情緒、消除疲勞，適合考生和上班族食用。

註. 1.煸：將食材慢慢煸乾，烘出香氣，而不致於讓食物燒焦。
2.白菜幫：即白菜梗、白菜梆，相對於菜葉的部份，一般是指近根莖處的白色部分。通常由於口感不好，多被切下丟掉。

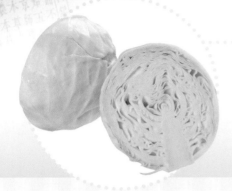

高麗菜

治療胃潰瘍最好的蔬菜

《本草拾遺》：「補骨髓，利五臟六腑，利關節，通經絡中結氣，明耳目，健人，少睡，益心力，壯筋骨。」

🌿 **性味歸經**

性平，味甘，歸脾、胃經。

🌿 **保健功效**

中醫認為，高麗菜能健脾開胃，常吃高麗菜可增進食欲、促進消化。高麗菜富含延緩衰老的抗氧化成分，具有提高免疫力、增進身體健康的作用。高麗菜富含葉酸，這是甘藍類蔬菜的一個優點，有補血作用，是懷孕的婦女、貧血患者的理想蔬菜。

🌿 **藥理解析**

新鮮的高麗菜有殺菌消炎作用，對咽喉疼痛、外傷腫痛、蚊蟲叮咬、胃痛牙痛等都有一定療效。經實驗研究還證實，高麗菜中含有大量抗潰瘍因子的維生素U，對潰瘍有著很好的輔助治療作用，能加速傷口癒合，是胃潰瘍患者的有效食品。

🌿 **每餐可吃多少？**

每餐可吃50～60克。（生重）

🌿 **食用禁忌**

1. 單純甲狀腺患者吃富含碘的食物時，不可進食高麗菜，因為高麗菜中的有機氰化物抑制碘的吸收。
2. 高麗菜忌和蜂蜜一起食用，容易引發腹瀉、腹痛，並且降低高麗菜和蜂蜜的營養價值。

家庭醫學小知識

如果您有胃病的困擾，每當天氣變冷、或是因為交際應酬吃了很多刺激性的東西導致胃潰瘍發作，除了吃藥以外，你也可以用高麗菜汁幫助潰瘍癒合。高麗菜葉兩三片切成小塊，用食物調理機打成末，擠汁100毫升左右，晚飯前一次飲用，連服一個月。

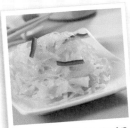

高麗菜炒冬粉

食材 高麗菜400克、冬粉100克。

調味 料酒、醬油、鹽、味精、白砂糖、醋、花生油、花椒油、蔥、薑、大蒜各適量。

做法
1. 將高麗菜洗淨,均勻切成4公分長的絲;將冬粉用溫水泡透,切成段;蔥、薑、蒜洗淨,均切成細末待用。
2. 鍋內加油燒熱,放入蔥、薑、蒜末爆香。
3. 放入高麗菜絲,加料酒、白砂糖、醬油煸炒[1]幾下,放入冬粉、鹽、醋炒勻至熟,加味精、花椒油炒勻即可。

療效 促進潰瘍癒合,適合口腔潰瘍和消化性潰瘍患者食用。

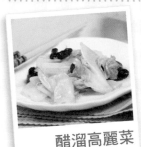

醋溜高麗菜

食材 高麗菜200克。

調味 植物油、鹽、乾辣椒、白砂糖、醋、醬油、花椒、太白粉、蒜末、蔥末、薑、香油各適量。

做法
1. 高麗菜擇洗乾淨,切塊;取小碗,加白砂糖、醋、醬油、味精、太白粉攪拌均勻,製成調味醬。
2. 炒鍋置火上,倒入植物油燒熱,炒香乾辣椒、花椒、蒜末、蔥末,放入高麗菜翻炒至熟,加調味醬翻炒均勻即可。

療效 健脾開胃,適宜食慾不振、脾胃虛弱的兒童和老年人食用。

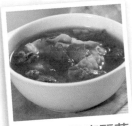

牛肉片燉高麗菜

食材 牛肉250克,番茄、高麗菜各150克。

調味 料酒、鹽、味精、植物油各適量。

做法
1. 將番茄清洗乾淨,切成方塊;高麗菜擇洗乾淨,切成薄片。
2. 將牛肉洗淨,切成薄片,入鍋,加清水,大火燒開,將浮沫撇去;放入植物油、料酒,燒至牛肉快熟時,再將番茄、高麗菜倒入鍋中,燉至熟,加入鹽、味精,略燉片刻即可。

療效 活血化瘀、調理氣血,適合靜脈曲張者食用,還可預防血管硬化。

涼拌高麗菜

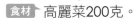

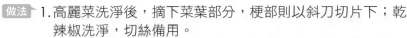

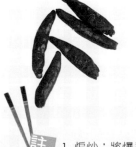

食材 高麗菜200克。

調味 紅辣椒、乾辣椒、白砂糖、香油、鹽、醋各適量。

做法
1. 高麗菜洗淨後,摘下菜葉部分,梗部則以斜刀切片下;乾辣椒洗淨,切絲備用。
2. 高麗菜葉一片片捲成筒狀,擠去水分,切成約2公分長,直立排盤,紅辣椒絲鋪撒菜上;乾辣椒炸香後淋在高麗菜上,加鹽、白砂糖、醋、香油拌勻即可。

療效 美容減肥、防癌抗癌,適合肥胖症和癌症患者食用。

註. 1. 煸炒:將爆香的食材煸出香味後,再加入主食材拌炒。

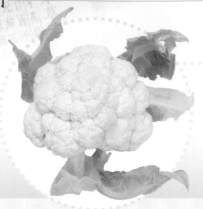

花椰菜

清理血管中的有害物質，維護心臟健康

《本草綱目》：「補脾和胃，補髓壯骨，益心力，清熱解渴，利尿通利。」

性味歸經
性平，味甘，歸腎、脾、胃經。

保健功效
花椰菜具有明顯的抗氧化作用，能增強人體的免疫功能，起到防病保健、延緩衰老的功效。花椰菜中含有二硫酚硫酮，可以降低形成黑色素的酶及阻止皮膚色素斑的形成，經常食用對肌膚有很好的美白效果。

藥理解析
花椰菜是含有類黃酮成分最多的食物之一，類黃酮是最好的血管清理劑，能減少患心臟病與中風的危險。最重要的是，花椰菜中含有一種特殊的蘿蔔硫素（又稱「異硫氰酸鹽」），這是一種天然的抗癌物質，可以殺死腸內的幽門桿菌，對於預防腸癌非常有幫助，還能抑制乳癌及其他惡性腫瘤的形成。

每餐可吃多少？
每餐可吃70克。（生重）

食用禁忌
1. 花椰菜富含鉀，尿少或無尿患者應減少鉀的攝入，因此不宜食用花椰菜。
2. 花椰菜普林含量較高，會加重痛風病人體內普林代謝紊亂，因此痛風病人應該少吃。

本草食療方

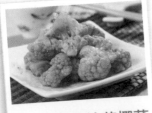

番茄炒花椰菜

食材 花椰菜500克。

調味 番茄醬、鹽、味精、植物油各適量。

做法
1. 花椰菜掰成小朵，洗淨，放入沸水中川燙一下，撈出瀝乾。
2. 炒鍋置火上，倒油燒熱，放入花椰菜，加適量清水翻炒幾分鐘。

3. 花椰菜將熟時，放入番茄醬、鹽、味精炒勻即可。

療效 可以有效地緩解壓力、抵制抑鬱、維護心理健康，適合抑鬱症患者和心理壓力較大的上班族食用。

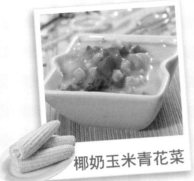
椰奶玉米青花菜

食材 青花菜（即綠花椰）200克、甜玉米粒2匙、紅蘿蔔50克。

調味 鹽、牛奶、椰奶、太白粉各適量。

做法 1. 紅蘿蔔洗淨，切成丁；青花菜洗淨，掰成小朵，放入沸水中稍微川燙。

2. 鍋置火上，放油，大火燒熱，將青花菜、甜玉米粒和紅蘿蔔丁一起下鍋炒熟；倒入椰奶、牛奶、鹽，翻炒均勻，加入太白粉勾芡即可。

療效 降脂美容、增強免疫力、預防便秘，適合女性、兒童和老年便秘者食用。

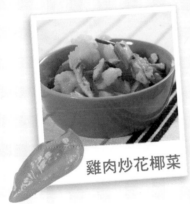
雞肉炒花椰菜

食材 雞肉300克、花椰菜150克、紅蘿蔔50克。

調味 植物油、醬油、乾辣椒、蔥花、八角、鹽、味精、太白粉各適量。

做法 1. 花椰菜洗淨掰成小塊，川燙後備用；雞肉洗淨切小寬條；紅蘿蔔洗淨切成菱形塊狀；乾辣椒切成段。

2. 在炒鍋中倒入適量油，放肉炒熟；放蔥花、八角、醬油、乾辣椒一起炒，倒入花椰菜、紅蘿蔔，倒入太白粉，加鹽，不斷翻炒至熟，出鍋前加入味精即可。

療效 補腦、壯骨、抗衰老，適合兒童、腦力工作者、老年人食用。

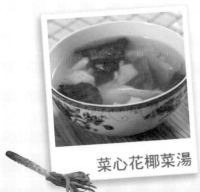
菜心花椰菜湯

食材 菜心（即「萵筍」）200克、花椰菜150克、雞胸肉200克。

調味 鹽、太白粉、薑末、味精、雞精各適量。

做法 1. 將菜心洗淨切片，葉子切成小段；花椰菜洗淨掰成小朵；雞胸肉洗淨切成小薄片，用太白粉、鹽和味精抓勻。

2. 鍋內倒入適量水，燒開後先放薑末、肉片，半分鐘後放入備好的菜心和花椰菜，再煮3分鐘，加入適量鹽和雞精調味即可。

療效 清熱止咳、預防感冒，適合感冒患者食用。

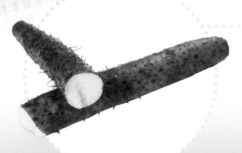

山藥

對腸胃功能虛弱的人十分有益

《本草綱目》：「有益腎氣、強筋骨、健脾胃、止泄痢、化痰涎、潤皮毛，治泄精健忘。」

🌿 **性味歸經**
性平，味甘，歸肺、脾、腎經。

🌿 **保健功效**
山藥重要的營養成分薯蕷皂素，是人體製造激素的原料之一，有天然賀爾蒙的功效，具滋陰補陽、增強新陳代謝的功能。中醫認為，山藥還有益志安神、延年益壽的功效。另外，山藥還能促進胃腸的消化吸收，容易使人產生飽腹感，有利於減肥瘦身。

🌿 **藥理解析**
山藥富含甘露聚糖和黏蛋白，可降低血液膽固醇，預防心血管系統的脂質沉積，有利於防止動脈硬化，還有降低血糖的作用，可用於輔助治療糖尿病，是糖尿病人的食療佳品。此外，山藥還能防止結締組織萎縮，預防類風濕關節炎、硬皮病等膠原病的發生。

🌿 **每餐可吃多少？**
每餐可吃85克。（生重）

🌿 **食用禁忌**
1. 山藥有收澀止瀉作用，食用後可能使便秘病情加重，所以不適合便秘患者食用。
2. 山藥皮中所含的皂角素或黏液裡含的植物鹼，少數人接觸會引起過敏而發癢，處理山藥時應避免直接接觸。

家庭醫學小知識

哺育母乳是對小寶寶最好的養育方式。不過如果母體有乳房脹痛、紅腫等急性乳腺炎的相關病症時，如果擔心吃藥會影響母乳的品質，那麼就用山藥幫助消除炎症吧。生山藥加白砂糖適量，一起搗爛成泥，敷在患處，每天換兩次，能促進炎症消散。但如果沒有顯著效果的話，還是請醫生幫忙診視較能安心。

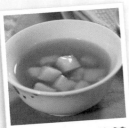

食材 山藥250克。

調味 冰糖適量。

做法 1.將山藥洗淨，削去皮，切成小塊。
2.鍋內倒入適量水，燒沸後放入山藥塊，待山藥煮至六分熟時，放入冰糖，煮至山藥糯軟，糖汁濃稠即可。

療效 健脾益肺、止咳，適合食欲不振、久咳不癒者食用。

冰糖山藥羹

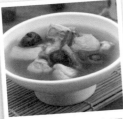

食材 老鴨1隻，山藥、枸杞各15克，桂圓肉10克。

調味 薑片、鹽各適量。

做法 1.將老鴨宰殺，去毛及內臟，洗滌整理乾淨，再用沸水略川燙，撈出瀝乾；桂圓肉、山藥、枸杞分別洗淨備用。
2.鍋置火上，加入適量清水燒開，先放入老鴨、桂圓肉、山藥、枸杞、薑片，用小火煲約4小時，再加入鹽調味即可。

療效 滋陰補肺、養顏補血，適宜老年人、孕婦及貧血患者食用。

淮山老鴨湯

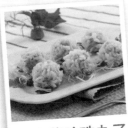

食材 糯米150克、瘦豬肉50克、山藥50克。

調味 太白粉、鹽、味精各適量。

做法 1.把糯米用冷水浸泡一天，撈出後瀝乾水分；豬肉剁成蓉；山藥洗淨去皮，蒸熟後搗爛；豬肉蓉和山藥泥加入太白粉、鹽、味精拌勻。
2.將豬肉山藥泥捏成大小適中的丸子，外邊滾上一層糯米，裝在盤裡，放在籠中蒸熟即可。

療效 補氣養血、健脾固精，適宜於貧血、腹瀉、男性遺精、早洩等病症患者。

山藥珍珠丸子

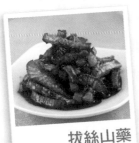

食材 山藥260克、熟芝麻粉60克。

調味 白砂糖、植物油各適量。

做法 1.將山藥洗淨後去皮，切成1公分寬的條狀。
2.炒鍋用中火，油至五分熱，下山藥條炸透，倒入漏勺。
3.炒鍋留底油，將白砂糖下鍋燒開，炒到糖汁能拔出絲時把山藥下鍋，沾勻糖汁，撒上熟芝麻粉，盛在抹油的盤裡即可。

療效 聰耳明目、烏鬚黑髮，適宜於弱視、耳鳴、頭髮早白等症患者。兒童可常吃。

拔絲山藥

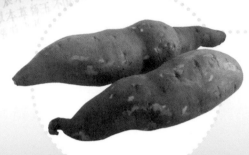

番薯

可加速排便，減肥又防癌

《本草綱目》：「補虛乏，益氣力，健脾胃，強腎陰。」

🍂 **性味歸經**

性平，味甘，歸脾、腎經。

🍂 **保健功效**

番薯含有大量膳食纖維，在腸道內無法被消化吸收，能刺激腸道，增強蠕動，通便排毒，能有效地阻止醣類變為脂肪，加上番薯本身是很好的低脂肪、低熱量食品，有利於減肥、健美，還能抑制肌膚老化。此外，番薯能提高消化器官的機能，滋補肝腎，對身體的衰弱也有恢復效果。

🍂 **藥理解析**

番薯含有獨特的生物類黃酮成分，可有效抑制乳腺癌和結腸癌的發生，還能阻止膽固醇在血管壁上沉積，有助於預防或緩解心腦血管疾病。

🍂 **每餐可吃多少？**

每餐可吃150克。（生重）

🍂 **食用禁忌**

1. 番薯吃多了會產生大量胃酸，所以胃潰瘍及胃酸過多的患者不宜食用。
2. 爛番薯（帶有黑斑的番薯）和發芽的番薯可使人中毒，不可食用。
3. 番薯不能與柿子同食，兩者相聚後會形成胃柿石[1]，引起胃脹、腹痛、嘔吐，嚴重時可導致胃出血等，危及生命。

家庭醫學小知識

剛出生的寶寶如果得了濕疹，一定會又哭又鬧地睡不好，還會不自覺地抓破患處，造成進一步地感染。這時，做父母的該怎麼辦呢？請試著用番薯汁幫助寶寶解決這個問題吧。把番薯榨成汁，用棉花棒抹到孩子的患處。

本草食療方

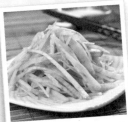

醋炒番薯絲

食材 番薯400克。

調味 蔥花、白砂糖、醋、鹽、味精、植物油各適量。

做法 1.番薯洗淨,去皮,切絲。
2.鍋內倒油燒熱,炒香蔥花,放入番薯絲翻炒,調入鹽翻炒至熟,加白砂糖、醋、味精調味即可。

療效 防癌抗癌,適宜於各種癌症患者食用。

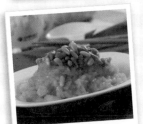

蜜汁炒番薯

食材 番薯500克、玉米粒30克、蛋黃1個、松子20克。

調味 白砂糖、奶油、蜂蜜、桂花醬、植物油各適量。

做法 1.番薯洗淨,從中間切成兩半,在切面上蒙上一層保鮮膜,送入燒沸的蒸鍋中蒸20分鐘,取出放涼,用勺子刮成泥,放入白砂糖、奶油、蛋黃和玉米粒,攪拌均勻。
2.鍋置火上,放入適量奶油燒至溶化,倒入番薯泥,小火翻炒均勻,淋入植物油,炒至不黏鍋,淋入蜂蜜,撒上松子,放上桂花醬即可。

療效 防止便秘,促進胎兒的生長發育,有利安胎,適合孕婦食用。

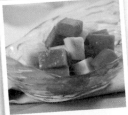

番薯燒南瓜

食材 番薯、南瓜各100克。

調味 蔥花、鹽、雞精、植物油各適量。

做法 1.番薯去皮,洗淨,切塊;南瓜去皮除籽,洗淨,切塊。
2.炒鍋置火上,倒入植物油,待油溫燒至七分熱,炒香蔥花,放入番薯塊和南瓜塊翻炒均勻,加適量清水燒至番薯塊和南瓜塊熟透,用鹽和雞精調味即可。

療效 排毒、去脂,非常適合痤瘡患者和體形肥胖的愛美女性食用。

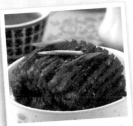

番薯粉蒸肉

食材 五花肉300克、番薯200克 。

調味 麵粉、薑粒、醬油、鹽、蔥末、花椒油、豆瓣醬、雞精、白砂糖各適量。

做法 1.五花肉切片;番薯切塊,沾勻麵粉。
2.五花肉中加入薑粒、醬油、鹽、花椒油、豆瓣醬、雞精、白砂糖拌勻,拌入麵粉,混合均勻,醃10分鐘。
3.把肉放下面、番薯放上面整好,放到鍋裡蒸,中火蒸2小時左右,反扣於盤子上,撒蔥花即可。

療效 健脾和胃、補虛養身,適合胃病患者和病後體虛者食用。

註. 1.胃柿石:形成的原因是由於柿子裡的柿膠酚與胃酸作用,變成一種甚為黏稠的膠狀物,它可以把植物的纖維和籽等膠合在一起,形成「植物球」,容易造成胃黏膜的糜爛、潰瘍,甚至出血。

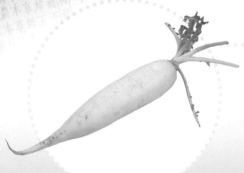

蘿蔔

潤肺止咳，輔助治療肺部不適等症狀

《本草綱目》：「大下氣、消谷和中、去邪熱氣」，有清熱解毒、健胃消食、化痰止咳、順氣利便、生津止渴、補中安臟等功效。

性味歸經
性涼，味辛、甘，歸脾、胃經。

保健功效
蘿蔔能抑制黑色素合成，阻止脂肪氧化，防止脂肪沉積，還可潔淨血液和皮膚。常吃蘿蔔可促進胃腸蠕動，有助於體內廢物的排出，同時還能降低膽固醇，有利於血管彈性的維持。對於肥胖者來說，蘿蔔所含熱量較少，膳食纖維較多，吃後易產生飽脹感，有助於減肥。

藥理解析
蘿蔔可增強身體免疫力，並能抑制癌細胞的生長，對防癌、抗癌有重要意義。常吃蘿蔔還可降低血脂、軟化血管、穩定血壓，預防冠心病、動脈硬化、膽結石等疾病。此外，蘿蔔有一定的潤肺止咳功效，對燥熱痰多、肺部不適等症狀有輔助治療的作用。

每餐可吃多少？
每餐可吃100克。（生重）

食用禁忌
1. 生蘿蔔有刺激性，其辛辣會刺激視神經，所以平日眼睛易充血、眼壓高的人最好不要吃。
2. 蘿蔔不能與木耳同吃，否則易引發皮炎；也不宜與紅蘿蔔同吃，否則會使其高含量的維生素C破壞殆盡。

家庭醫學小知識
如果口腔有潰瘍或傷口時，會因為疼痛而影響進食，這時可以用蘿蔔汁解決這個煩惱。用白蘿蔔搗汁，加少許沸水，漱口，每日幾次，見效即止。

本草食療方

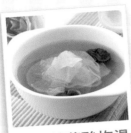

白蘿蔔酸梅湯

食材 新鮮白蘿蔔250克、酸梅2顆。

調味 鹽適量。

做法 1.把新鮮的白蘿蔔洗淨，切成薄片。

2.白蘿蔔與酸梅同放鍋內，添加適量的清水，用小火煮1～2小時至熟，加鹽調味即可。

療效 寬中行氣、生津護肝，適宜病毒性肝炎、慢性胃炎、胃酸缺乏症患者食用。

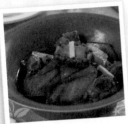

蘿蔔排骨煲

食材 白蘿蔔250克、排骨300克。

調味 香菜末、胡椒粉、蔥花、料酒、鹽各適量。

做法 1.排骨洗淨，剁成塊；白蘿蔔洗淨切塊；兩者分別放入沸水中川燙至透，瀝乾水分。

2.鍋內放入排骨和蘿蔔塊，加適量清水大火煮沸後，轉小火繼續燜煮45分鐘，加鹽、料酒、胡椒粉調味，撒上蔥花和香菜末即可。

療效 消食化積、排除脹氣，適合消化不良、胃脹者食用。

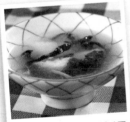

海帶蘿蔔湯

食材 白蘿蔔250克、海帶芽100克。

調味 清湯、醋、醬油、胡椒粉、鹽、香菜葉各適量。

做法 1.將白蘿蔔洗淨，去皮，切片；海帶芽洗淨，備用。

2.鍋置火上，倒入適量清湯，放入蘿蔔片、海帶芽，燒至蘿蔔、海帶入味，出鍋前加醋、胡椒粉、醬油、鹽調味，撒香菜葉即可。

療效 止咳化痰、清熱利尿，適合咳嗽、痰多及尿少的患者食用。

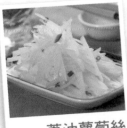

蔥油蘿蔔絲

食材 白蘿蔔250克。

調味 蔥花、鹽、味精、植物油各適量。

做法 1.將蘿蔔削皮洗淨，切成細絲，放適量鹽拌勻並醃漬15分鐘。

2.擠出蘿蔔水分，放適量味精拌勻，裝入盤中，上面放入蔥花。

3.炒鍋燒熱後放植物油，燒至八分熱，倒在蘿蔔絲上的蔥花上，拌勻即可。

療效 適合工作壓力較大的上班族食用，能夠安定情緒、緩解疲勞。

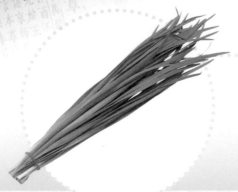

韭菜

具有補腎起陽和防治便秘的雙重功效

《本草綱目》：「補肝、腎，暖腰膝，壯陽固精。」

🌿 **性味歸經**

性溫，味甘、辛，歸脾、胃、腎經。

🌿 **保健功效**

韭菜含有揮發性精油及硫化物等特殊成分，散發出一種獨特的辛香氣味，有助於疏調肝氣，增進食欲，增強消化功能。常吃韭菜還可以達到去斑、減肥的雙重效果。

🌿 **藥理解析**

韭菜最突出的功效就是補腎起陽，可用於治療陽痿、遺精、早洩等病症。由於韭菜含膳食纖維較多，比較耐嚼，可有效預防齲齒的產生，還能增進胃腸蠕動，治療便秘，預防腸癌。此外，韭菜中的含硫化合物具有降血脂及擴張血脈的作用，適用於治療心腦血管疾病和高血壓。

🌿 **每餐可吃多少？**

每餐可吃50～100克。（生重）

🌿 **食用禁忌**

1. 炒熟的韭菜放置隔夜後不宜食用，因為韭菜含有硝酸鹽，炒熟放置過久後硝酸鹽會轉化為有毒的亞硝酸鹽，人吃後會頭暈、噁心、腹瀉。
2. 有腹瀉和消化不良的人不宜食用韭菜，否則會加重病情。

家庭醫學小知識

有些懷孕婦女會有很嚴重晨吐問題，有的更會失去食欲。為了避免懷孕時期吃藥可能會對寶寶有不良的影響，可以用韭菜止吐。將50克韭菜、20克生薑洗淨切碎，搗爛取汁，用白砂糖調勻飲服，每日2劑，7天為一療程，可見嘔吐緩解。

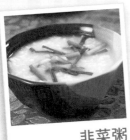

韭菜粥

食材　韭菜10克、米100克。

調味　鹽適量。

做法　1.將米淘洗乾淨，浸泡30分鐘；韭菜擇洗乾淨，切成小段。
2.鍋中加適量水，大火煮沸，放入米和鹽同煮。
3.煮沸後，改用小火邊煮邊攪拌，約30分鐘後放入韭菜段即可。

療效　溫中行氣、助陽散寒，適宜於胃寒疼痛、手足發涼、便秘者食用。

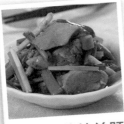

韭菜炒羊肝

食材　羊肝200克、韭菜50克、紅蘿蔔50克。

調味　蔥花、薑絲、料酒、醬油、鹽、雞精、植物油各適量。

做法　1.韭菜擇洗乾淨，切成段；紅蘿蔔洗淨，切細條；羊肝去筋膜，切片，加料酒和醬油抓勻，醃15分鐘。
2.炒鍋置火上，倒入適量植物油，待油溫燒至七分熱時放入蔥花、薑絲炒香，倒入羊肝滑炒[1]，加韭菜段、紅蘿蔔條炒熟，用鹽和雞精調味即可。

療效　溫補肝腎、化淤止痛，女性痛經時食用有很好的止痛效果。

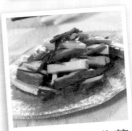

豆干絲炒韭菜

食材　韭菜300克、豆干1塊、蝦皮20克。

調味　植物油、鹽、味精各適量。

做法　1.豆干洗淨，切細絲；韭菜洗淨，用清水浸泡半小時，撈出切段。
2.炒鍋置火上，倒油燒熱，放入韭菜、豆干絲及蝦皮，快速翻炒。
3.鍋內放入鹽、味精炒至韭菜八分熟，瀝去多餘水分，裝盤即可。

療效　健胃提神、散淤解毒，適合動脈硬化症、神經衰弱、更年期綜合症患者食用。

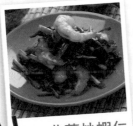

韭菜炒蝦仁

食材　韭菜200克、蝦仁50克。

調味　植物油、蔥、薑、鹽各適量。

做法　1.將韭菜洗淨，切段，約三公分長；蝦仁洗淨，薑切絲，蔥切段。
2.將炒鍋置火上燒熱，加入植物油燒至六分熱，放入薑絲、蔥段爆香後立即放入蝦仁、韭菜、鹽，炒至八分熟即可。

療效　有溫腎壯陽、益氣補精的功效，尤其適合患有陽痿早洩的男性食用。

註.　1.滑炒：質嫩的肉類食材，切成絲、片、丁、條等形狀後醃漬，用溫油滑至八分熟而不老，於後再與配料　起炒熟。

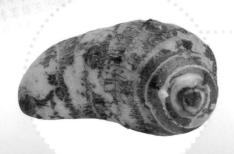

芋頭

調整人體酸鹼平衡，增強免疫力

《本草綱目》：「寬腸胃，充肌膚，冷吃療煩熱止渴」，有健腸、止瀉、益脾胃、補肝腎的功效。

🍂 **性味歸經**
性平、有小毒，味甘、辛，歸腸、胃經。

🍂 **保健功效**
芋頭為鹼性食品，能中和體內積存的酸性物質，調整人體的酸鹼平衡，產生美容養顏、烏黑頭髮的作用。芋頭可幫助糾正微量元素缺乏導致的生理異常，同時能增進食欲，幫助消化。此外，芋頭中還含有多種微量元素，能增強人體的免疫功能。

🍂 **藥理解析**
芋頭在癌症手術或術後放療、化療及康復過程中，有輔助治療作用，可作為防治癌瘤的常用藥膳主食。另外，芋頭中有一種天然的多醣類高分子植物膠體，有很好的止瀉作用。芋頭還具有潔齒防齲、保護牙齒的作用。

🍂 **每餐可吃多少？**
每餐可吃100克。（生重）

🍂 **食用禁忌**
1. 不能生吃芋頭，一定要煮熟，否則其中的黏液會刺激咽喉。
2. 芋頭含有較多澱粉，不可一次食用過多，否則會引起腹脹。

本草食療方

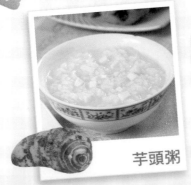

芋頭粥

食材 ▸ 米、芋頭各50克。
調味 ▸ 白砂糖適量。
做法 ▸ 1.將新鮮芋頭洗淨，去皮，切成小塊；米淘洗乾淨，浸泡30分鐘。
2.鍋置火上，加入適量水，放入芋頭和米同煮成粥，待粥成時加入白砂糖稍煮即可。
療效 ▸ 滋陰補虛，適宜於產後恢復的女性。

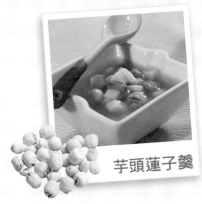

芋頭蓮子羹

食材 芋頭200克、蓮子75克、葡萄乾50克。

調味 白砂糖、太白粉各適量。

做法 1. 將蓮子洗淨,用溫水泡漲;葡萄乾洗淨,芋頭去皮切成小丁。
2. 鍋內加水燒沸,放入泡好的蓮子煮沸,再放入芋頭丁,用小火煮至酥爛,放入白砂糖、葡萄乾再煮沸,用太白粉勾芡出鍋即可。

療效 固精益腎,對男士遺精、早洩、陽痿等有很好的食療功效。

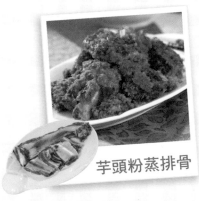

芋頭粉蒸排骨

食材 芋頭500克、排骨400克。

調味 薑絲、蔥花、料酒、植物油、蒸肉粉各適量。

做法 1. 排骨洗淨切寸段,加薑絲、料酒醃漬半小時;芋頭切塊。
2. 將芋頭塊和醃好的排骨一起拌勻,加入蒸肉粉和適量水、植物油,拌好後放20分鐘再上籠蒸,蒸好出鍋撒上蔥花即可。

療效 通暢血脈、營養皮膚,適合皮膚瘙癢的患者食用。

芋頭燒牛肉

食材 牛肉300克、芋頭200克。

調味 鹽、料酒、味精、糖色[1]、蔥段、薑片、八角、肉桂、花椒各適量。

做法 1. 牛肉切寸塊,川燙後洗淨血沫;芋頭洗淨,去皮切滾刀塊。
2. 鍋置火上,加清水適量,放入牛肉塊、蔥段、薑片、八角、肉桂、花椒,大火燒開,加糖色煮10分鐘左右,改小火,煮至九分熟時,用鹽、料酒調味,放入芋頭,燉至牛肉塊酥爛時,取出調味料,加味精攪勻即可。

療效 補氣養血、延緩皮膚老化,特別適合女性食用。

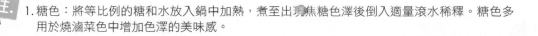

註. 1. 糖色:將等比例的糖和水放入鍋中加熱,煮至出現焦糖色澤後倒入適量滾水稀釋。糖色多用於燒滷菜色中增加色澤的美味感。

苦瓜

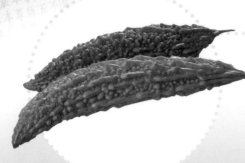

含有類似胰島素物質，有效降血糖

《本草綱目》：「可除邪熱、解勞乏、清心明目。」

性味歸經
性寒，味苦，歸心、肝、脾、肺經。

保健功效
苦瓜利於人體皮膚新生和傷口癒合，常吃苦瓜還能增強皮層活力，使皮膚變得細嫩健美。苦瓜含有奎寧，能抑制過度興奮的體溫中樞，達到清熱解毒的功效；由於味微苦，吃後還能刺激人體唾液、胃液分泌，令人食欲大增，清熱防暑，特別適合在夏季食用。

藥理解析
苦瓜能提高身體的免疫功能，具有抗癌的作用，阻止惡性腫瘤的生長。另外，苦瓜含有苦瓜苷和類似胰島素的物質，具有良好的降血糖作用，是糖尿病患者的理想食品。

每餐可吃多少？
每餐可吃100克。（生重）

食用禁忌
1. 苦瓜性寒，兒童和脾胃虛寒者不宜多吃苦瓜。
2. 苦瓜和牡蠣不宜同食，會降低彼此的營養價值。

家庭醫學小知識
臉上突然長了很多痘痘，如果不想打針，可以內服同時外用苦瓜汁排出體內的毒素，進而消除臉上的痘痘。將250克苦瓜榨汁，分成兩部分，一部分用於塗擦在痘痘上，一部分直接口服，每日1次，連用數日即可見效。

本草食療方

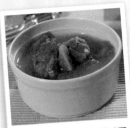

苦瓜排骨湯

食材 苦瓜250克、排骨200克。

調味 蔥段、薑片、料酒、鹽適量。

做法 1.將苦瓜去瓜蒂、去瓤，洗淨，切成塊，放沸水中川燙，洗淨；排骨洗淨，切小塊。

2.鍋置火上，放入排骨、清水，大火燒開，撇去浮沫後放入蔥段、薑片、料酒，改用小火燒至排骨熟爛，加入苦瓜同煮約10分鐘，加鹽調味即可。

療效 清熱解毒、清心明目，適合心火旺、眼睛熱痛、咽喉苦澀的熬夜族。

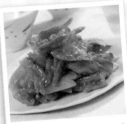

清炒苦瓜

食材 苦瓜300克。

調味 鹽、味精、白砂糖、香油、植物油各適量。

做法 1.苦瓜洗淨，剖開，斜切成片。

2.炒鍋置火上，倒油燒熱，放入苦瓜快炒，然後調入鹽、白砂糖，繼續翻炒。

3.炒至苦瓜熟時，加入味精，淋香油即可。

療效 健胃生津、降糖降壓、擴張血管，適合糖尿病、高血壓、動脈硬化症、慢性胃炎患者食用。

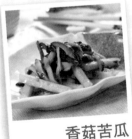

香菇苦瓜

食材 苦瓜400克、泡發的乾燥香菇50克、紅椒絲20克。

調味 鹽、白砂糖、味精、料酒、植物油各適量。

做法 1.香菇泡發，洗淨，擠去水分，切絲；苦瓜洗淨，去瓤，切條，入沸水中川燙，撈出，瀝水，待用。

2.炒鍋置火上，倒油燒熱，放入香菇絲翻炒，放入苦瓜條翻炒至熟透。

3.最後加入鹽、紅椒絲、料酒、白砂糖、味精及少許泡香菇水，燒沸即可。

療效 祛脂通便，適合要減肥瘦身的愛美女性和習慣性便秘者食用。

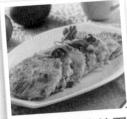

苦瓜紅蘿蔔煎蛋

食材 紅蘿蔔50克、苦瓜60克、雞蛋2個。

調味 鹽、蔥花、料酒各適量。

做法 1.苦瓜對半剖開，去瓤，洗淨切成小丁；紅蘿蔔切小丁；雞蛋打散，放入苦瓜丁、紅蘿蔔丁、蔥花、鹽、料酒拌勻。

2.鍋中放少許油，轉動鍋，使油平鋪鍋面，倒入蛋液，轉動平底鍋，使蛋液均勻鋪到鍋上，小火加熱，表面凝固後翻面，再煎1分鐘即可。

療效 潤澤皮膚、延緩衰老，適合皮膚粗糙者，尤其是更年期婦女和在陽光下工作的體力勞動者食用。

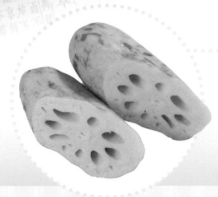

蓮藕

有助於止住胃潰瘍、痔瘡引起的出血

《本草綱目》：「為祛淤生津之佳品」，具有清熱、生津涼血、散淤、補脾、開胃、止瀉的功效。

🍂 性味歸經
性寒，味甘，歸心、脾、胃經。

🍂 保健功效
蓮藕有一定健脾止瀉作用，能增進食欲、促進消化、開胃健中。另外，蓮藕還有明顯的補益氣血、增強人體免疫力的作用。老年人常吃藕，還可以安神健腦，具有延年益壽的功效。

🍂 藥理解析
蓮藕既能幫助消化、防止便秘，又能防止動脈硬化、改善血液循環，有益於身體健康。婦女月經不調、經期常提前而且量多者，常吃點藕，可使月經逐漸恢復正常。蓮藕還有助於止住胃潰瘍、痔瘡引起的出血。

🍂 每餐可吃多少？
每餐可吃200克。（生重）

🍂 食用禁忌
1. 生藕性偏涼，脾虛胃寒者、易腹瀉者不宜食用生藕；蓮藕生吃涼拌較難消化，有礙脾胃，所以宜食用熟藕。
2. 蓮藕最好不要生食。有些藕寄生著薑片蟲，很容易引起薑片蟲病，使人腹痛、腹瀉、消化不良，兒童還會出現面部浮腫、發育遲緩、智力減退等症狀。

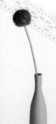

家庭醫學小知識

如果發現排尿會出現疼痛感，有時甚至還伴有出血現象。除了去醫院治療以外，可以用蓮藕汁緩解排尿時的疼痛。將蓮藕洗淨搗碎，用紗布擠出生藕汁，每日3次，每次飲用一小杯。

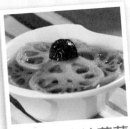

食材 蓮藕500克。

調味 蜂蜜適量。

做法 1.蓮藕去皮,洗淨,切片,裝盤。
2.將蜂蜜均勻地淋在藕片上。
3.把淋好蜂蜜的藕片放入蒸鍋內,水開後蒸15分鐘即可。

療效 潤肺止咳,適合病後煩渴、肺熱咳嗽及支氣管炎、肺結核等疾病患者食用。

蜜汁蓮藕

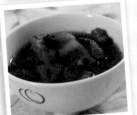

食材 瘦豬肉250克、蓮藕500克、紅豆30克。

調味 鹽適量。

做法 1.瘦豬肉洗淨,切塊;蓮藕去節,刮皮,洗淨,切段;紅豆洗淨。
2.把瘦豬肉、蓮藕、紅豆放入鍋內,加清水適量,大火煮沸後,用小火煲約2～3小時,加鹽調味即可。

療效 補益氣血、下乳,每日1份,分3次服完,連服20天。產後缺乳、少乳者食用效果佳。

蓮藕紅豆瘦肉湯

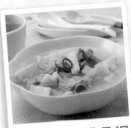

食材 豬排骨400克、蓮藕200克。

調味 蔥段、薑片、料酒、醋、胡椒粉、鹽、味精各適量。

做法 1.豬排骨洗淨,剁成塊;蓮藕去皮,洗淨,切塊。
2.鍋內加適量清水煮沸,放入少許薑片、蔥段、料酒、豬排骨,川燙去血水除腥,撈出用涼水沖洗,瀝水備用。
3.煲鍋置火上,倒入足量水,放入剩餘的薑片、豬排骨、藕塊,淋入醋煮沸,轉小火煲約2小時,加鹽、味精、胡椒粉調味即可。

療效 清熱消痰、補血養顏,適合貧血、失眠者食用,女性經常食用還可面色紅潤、美容養顏。

蓮藕排骨湯

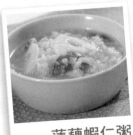

食材 蓮藕100克,鮮蝦、米各80克。

調味 鹽、蔥花、胡椒粉、香油各適量。

做法 1.將鮮蝦去殼,挑出上下兩條黑線腸,洗淨後瀝乾水,放入鹽和胡椒粉拌勻;將蓮藕去皮,切成均勻薄片,蔥洗淨切成蔥花備用。
2.鍋中放入米、藕片和水,大火煮滾後轉小火,煮至黏稠時,加入蝦仁、鹽,改大火煮1分鐘關火,撒上蔥花,淋上香油即可。

療效 補心生血、滋養強壯、健脾開胃,老年人常喝還有延年益壽的功效。

蓮藕蝦仁粥

茄子

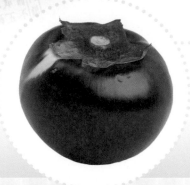

抑制血液中膽固醇水準，延緩人體衰老

《本草綱目》：「散血止痛，去痢利尿，消腫寬腸」，還有祛風通絡的功效。

🍂 **性味歸經**
性涼，味甘，歸脾、胃、大腸經。

🍂 **保健功效**
茄子中含有多種生物鹼，有殺菌、通便作用。常吃茄子還可抑制血液中膽固醇，對延緩人體衰老具有絕佳功效。另外，茄子含有硫胺素，具有增強大腦和神經系統功能的作用，常吃茄子可增強記憶、減緩腦部疲勞，是腦力勞動者和青年學生的保健菜。

🍂 **藥理解析**
茄子可使血管壁保持彈性和生理功能，防止硬化和破裂，所以經常吃些茄子，有助於防治高血壓、冠心病、動脈硬化。此外，茄子還有防治壞血病及促進傷口癒合的功效。茄子中含有龍葵鹼，能抑制消化系統腫瘤的增殖，對於防治胃癌有一定效果。

🍂 **每餐可吃多少？**
每餐可吃200克。（生重）

🍂 **食用禁忌**
1. 手術前忌吃茄子，否則可能導致麻醉劑無法被正常地分解，會拖延病人蘇醒時間，影響病人康復速度。
2. 茄子不宜和螃蟹一起吃，否則腸胃會不舒服，嚴重的會導致腹瀉。

本草食療方

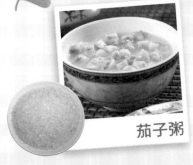

茄子粥

食材 ▸ 米100克、茄子30克。

調味 ▸ 鹽、味精各適量。

做法 ▸ 1. 把茄子洗淨，去蒂，切小塊；米淘洗乾淨。
2. 鍋置火上，清水、米與茄子塊一起入鍋，先用大火煮沸，再改用小火燜煮至米熟爛，加鹽、味精調味即可。

療效 ▸ 消炎、生肌，適合消化道潰瘍、急性黃疸型肝炎、皮膚燒傷者食用。

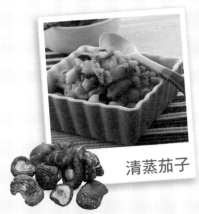

清蒸茄子

食材▸ 茄子500克、泡發的乾燥香菇50克。

調味▸ 味精、料酒、鹽、香油、蔥段、薑片、植物油各適量。

做法▸ 1.將茄子洗淨，去皮，切滾刀塊；泡發的乾燥香菇去蒂，除去雜質，洗淨。

2.取一個大碗，依次擺上香菇、茄塊，均勻撒上鹽和味精。

3.鍋置火上，放油燒熱，將熱油、料酒和水倒入盛有香菇、茄塊的碗內，再擺上蔥段和薑片，加蓋，隔水用大火蒸半小時，取出去掉蔥、薑，淋入香油即可。

療效▸ 消腫、止痛，對內痔發炎腫痛、初期內痔便血等症有一定的輔助治療作用。

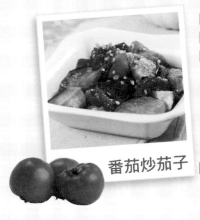

番茄炒茄子

食材▸ 茄子250克、番茄50克。

調味▸ 蔥花、鹽、雞精、太白粉、植物油各適量。

做法▸ 1.茄子去蒂、洗淨，切滾刀塊；番茄洗淨，去蒂，切塊。

2.炒鍋置火上，倒入適量植物油，待油溫燒至七分熱，放蔥花炒香，放入茄子塊翻炒均勻。

3.加適量清水燒至茄子塊八分熟，放入番茄塊燒熟，用鹽和雞精調味，太白粉勾芡即可。

療效▸ 延緩衰老、健脾開胃、保護血管，適合老年人和動脈硬化、高血壓患者食用。

家常茄子

食材▸ 茄子200克、韭菜50克。

調味▸ 蔥花、醬油、白砂糖、鹽、雞精、植物油各適量。

做法▸ 1.茄子去蒂，洗淨，切滾刀塊；韭菜擇洗乾淨，切寸段。

2.炒鍋置火上，倒入適量植物油，待油溫燒至七分熱，放蔥花炒香，放入茄子塊翻炒均勻。

3.加醬油、白砂糖和適量清水燒至茄塊熟透，倒入韭菜段炒熟，用鹽和雞精調味即可。

療效▸ 清熱降壓、通便排毒，適合高血壓病、便秘患者食用。

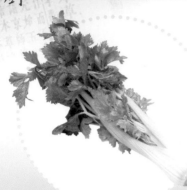

芹菜

輔助治療糖尿病及其併發症，有效預防便秘

《本草綱目》：「止血養精，保血脈，益氣，令人肥健嗜食。」

性味歸經
性涼，味甘、辛，歸肺、胃、肝經。

保健功效
經常吃些芹菜，可以幫助更年期的女性保持好心情，預防情緒不穩，從而減少或預防更年期會出現的失眠、潮熱汗出等不適症狀。同時，芹菜還含有揮發性的芳香油，香味誘人，吃些芹菜對增進食欲，幫助消化、吸收都大有好處。

藥理解析
芹菜能夠使糖分的吸收轉慢，防止餐後血糖值迅速上升，是輔助治療糖尿病及其併發症的首選品，對於血管硬化、神經衰弱患者也有輔助治療作用。此外，經常吃些芹菜可以中和尿酸及體內的酸性物質，對預防痛風有較好效果。

每餐可吃多少？
每餐可吃50克。（生重）

食用禁忌
1. 計劃生育的男性要少吃芹菜，因為芹菜有殺精作用，會抑制睪丸酮的生成，減少精子數量。
2. 服用阿莫西林前2小時內，不要吃芹菜，否則會降低藥效。

家庭醫學小知識
家中長輩患有高血壓，經常容易頭暈頭痛。如果老人在吃降壓藥，可以搭配食物讓治療效果更好。用芹菜汁逐漸改善頭暈頭痛的問題。鮮芹菜500克，搗碎取汁，用開水沖服，每日1劑，堅持飲用，症狀可以緩解。

本草食療方

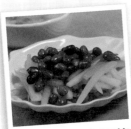

花生仁拌芹菜

食材 花生仁50克、芹菜200克。

調味 鹽、雞精、香油各適量。

做法 1.花生仁挑去雜質，洗淨，煮熟後撈出放涼，瀝乾水分；芹菜擇洗乾淨，入沸水鍋中川燙透後撈出放涼，瀝乾水分，切段。
2.取盤，放入花生仁和芹菜段，用鹽、雞精和香油調味即可。

療效 降壓消脂、促進凝血，適合高血壓、血脂異常症、慢性腎炎、血小板減少症患者及尿血者食用。

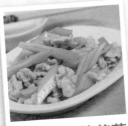

核桃仁拌芹菜

食材 核桃仁50克、芹菜250克。

調味 鹽、雞精、香油、植物油各適量。

做法 1.核桃仁揀去雜質；芹菜擇洗乾淨，入沸水鍋中川燙透後撈出瀝乾水分，放涼，切段。
2.炒鍋置火上，倒入適量植物油，待油溫燒至五分熱時放入核桃仁炒熟，盛出。
3.取盤，放入芹菜段和核桃仁，用鹽、雞精和香油調味即可。

療效 益智健胃、烏髮潤膚，適合女性和兒童食用。

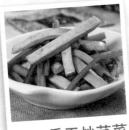

香干炒芹菜

食材 芹菜350克、香干（五香豆干）300克。

調味 蔥末、植物油、鹽、料酒、香油、味精各適量。

做法 1.芹菜擇洗乾淨，先剖細，再切長段；香干洗淨，切條。
2.炒鍋置火上，倒油燒至七分熱，用蔥末爆香，下芹菜煸炒，再放入香干、料酒、鹽炒拌均勻，出鍋前淋上香油，撒入味精拌勻即可。

療效 補肝腎、通便，適合慢性腎炎、肝炎、老年便秘患者食用。

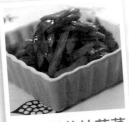

番茄炒芹菜

食材 番茄醬8克、芹菜150克。

調味 植物油、鹽、蔥花、薑末、味精、白砂糖各適量。

做法 1.芹菜洗淨，切斜刀段，放入盤中待用。
2.鍋置火上，放油燒熱，下蔥花、薑末炒出香味，隨即放入芹菜翻炒片刻，將番茄醬加入鍋中，撒上鹽、白砂糖、味精炒勻至熟即可。

療效 潤膚減肥，適合肥胖症患者，尤其是女性食用。

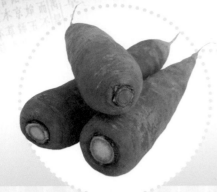

紅蘿蔔

減輕癌症病人的化療反應

《本草綱目》：「下氣、定喘、袪痰、消食、除脹、止氣痛。」

性味歸經
性平，味甘，歸肺、脾經。

保健功效
紅蘿蔔能增強人體免疫力，有抗癌作用，並可減輕癌症病人的化療反應，對多種臟器有保護作用。常吃紅蘿蔔還可刺激皮膚的新陳代謝，增進血液循環，從而使皮膚細嫩光滑、膚色紅潤，對美容健膚有獨到的作用。

藥理解析
紅蘿蔔富含胡蘿蔔素，進入人體後合成維生素A，具有促進身體正常生長、防止呼吸道感染與保持視力正常、治療夜盲症和眼睛乾燥症等功能。另外，紅蘿蔔還含有降糖物質，是糖尿病人的良好食品，還有降壓、強心作用，是高血壓、冠心病患者的食療佳品。

每餐可吃多少？
每餐可吃70克，大約是1根紅蘿蔔。（生重）

食用禁忌
1. 紅蘿蔔和白蘿蔔不能同吃。因為白蘿蔔的維生素C含量極高，而紅蘿蔔中含有的維生素C解酵素會使白蘿蔔中的維生素C喪失殆盡。
2. 不宜生吃紅蘿蔔。因為其所含的胡蘿蔔素為脂溶性物質，沒有脂肪就很難被人體吸收，從而造成浪費。

家庭醫學小知識
一歲多寶寶身上經常容易起濕疹，如果確定不是食物過敏，可以試試用蘋果和紅蘿蔔煮水給寶寶喝。將蘋果、紅蘿蔔洗淨後切塊，放入水中煮軟，讓寶寶喝湯吃蘋果和紅蘿蔔即可。

本草食療方

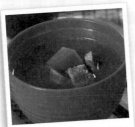

牛肉紅蘿蔔湯

食材 瘦牛肉100克、紅蘿蔔200克。

調味 料酒、八角、生薑片、鹽、花椒、味精各適量。

做法 1.將牛肉洗淨,切成片;將紅蘿蔔洗淨,削去皮,切成斜片。
2.牛肉用沸水略煮一下,撇去浮沫加入花椒、八角、生薑片、料酒改用小火煨,至七分熟時,放入紅蘿蔔片,加入鹽適量,待紅蘿蔔煮熟加味精調味即可。

療效 強身增力、恢復體力,是男性強壯身體、促進肌肉生長的最佳食譜。

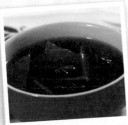

紅蘿蔔紅棗湯

食材 紅蘿蔔120克、紅棗40克。

調味 冰糖適量。

做法 1.將紅蘿蔔洗淨切片;紅棗洗淨用溫水浸泡。
2.加適量清水,用小火煮熟,加冰糖調味即可。

療效 潤肺止咳、滋陰養顏、延緩衰老,適合女性和老人飲用,或者每日1劑,分2～3次飲用,可作為小兒百日咳的輔助治療。

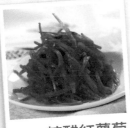

糖醋紅蘿蔔

食材 紅蘿蔔500克。

調味 鹽、白醋、白砂糖、辣椒油各適量。

做法 1.將紅蘿蔔洗淨,切細絲。
2.紅蘿蔔絲用沸水川燙過,過涼水,放入鹽拌勻,加入白醋、白砂糖、辣椒油醃漬入味即可。

療效 健脾開胃,適合脾胃虛弱、消化不良、病後食欲不振者食用。

紅蘿蔔粥

食材 牛肉50克、紅蘿蔔半根、米50克。

調味 蔥末、薑末、陳皮、鹽、胡椒粉、香菜末各適量。

做法 1.將米、陳皮分別洗淨;牛肉洗淨,切末;紅蘿蔔洗淨,切絲。

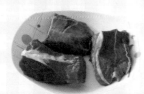

2.鍋置大火上,放入清水煮沸,放入米煮沸,加入牛肉、陳皮、蔥末、薑末、紅蘿蔔絲繼續熬煮至粥黏稠,加入鹽和胡椒粉調味,撒上香菜末即可。

療效 補虛健體、明目,適合免疫力低下的兒童和視力減退的老人食用。

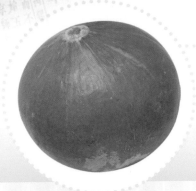

南瓜

保護胃黏膜免受粗糙食品的刺激

《本草綱目》：「補中益氣、潤肺化痰」，並有消炎止痛、解毒驅蟲的功效。

性味歸經

性溫，味甘，歸脾、胃經。

保健功效

常吃南瓜能消除體內細菌毒素和其他有害物質，具有解毒作用，還可使大便通暢、肌膚豐美，尤其對女性有美容作用。南瓜所含成分能促進膽汁分泌，加強胃腸蠕動，幫助食物消化。此外，南瓜能消除致癌物質亞硝胺的突變作用，有防癌功效。

藥理解析

南瓜可以保護胃黏膜免受粗糙食品刺激，促進潰瘍癒合，適宜於胃病患者。另外，南瓜中含有豐富的瓜氨酸，可以驅除寄生蟲，對治療血吸蟲病及晚期血吸蟲腹水等症狀均有一定的療效。南瓜還對防治糖尿病、降低血糖有特殊的療效。

每餐可吃多少？

每餐可吃100克。（生重）

食用禁忌

1. 南瓜和羊肉不能同時吃。南瓜補中益氣，羊肉大熱補虛，兩者同食會導致胸悶、腹脹等症狀。
2. 南瓜一次不能吃太多，否則不僅會燒心難受，而且會影響臉色，引起胡蘿蔔素黃皮症。

家庭醫學小知識

如果家中孩子肚裡有蛔蟲，但孩子又不願吃藥，可以用南瓜籽驅除孩子體內的蛔蟲。生南瓜籽30克，帶殼一次嚼食；或新鮮南瓜籽仁50克，研爛，加水製成乳劑，加冰糖或蜂蜜，空腹服，15天即可見效。

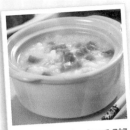

燕麥南瓜粥

食材 燕麥30克、米50克、小南瓜1個。

調味 蔥花、鹽各適量。

做法 1.將南瓜洗淨削皮去瓤，切成小塊；米洗淨，用清水浸泡30分鐘。
2.鍋置火上，將米與清水一同放入鍋中，大火煮沸後換小火煮20分鐘。
3.放入南瓜塊，小火煮10分鐘，再加入燕麥，繼續用小火煮10分鐘，加入鹽、蔥花調味即可。

療效 降糖、降壓、減肥，適合糖尿病、高血壓、肥胖症患者食用。

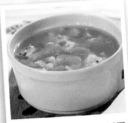

紫菜南瓜湯

食材 南瓜100克、乾紫菜10克、蝦皮20克、雞蛋1個。

調味 醬油、植物油、料酒、醋、味精、鹽各適量。

做法 1.雞蛋打入碗內攪勻；蝦皮用料酒浸泡；南瓜去皮、瓤，洗淨切塊。
2.鍋置火上，放油燒熱，放入醬油爆香，加適量的清水，投入蝦皮、南瓜塊，煮約30分鐘，放入紫菜同煮10分鐘後，倒入蛋液，加入醋、味精、鹽調味即可。

療效 護肝補腎，適合肝病患者和男性陽痿早洩者食用。

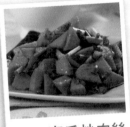

南瓜炒肉絲

食材 南瓜250克、豬肉45克。

調味 薑片、植物油、醬油、鹽、蔥末各適量。

做法 1.南瓜洗淨，去皮、瓤，切成塊；瘦豬肉洗淨切絲。
2.鍋倒油燒熱，爆香薑片、蔥末，然後放入肉絲、醬油及鹽略炒，再加入南瓜，翻炒2分鐘，加水，以小火燜煮10分鐘，待南瓜熟軟即可。

療效 補虛益氣、消炎止痛，對於產婦體質的恢復和有婦科炎症的女性有很大幫助。

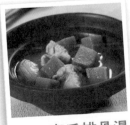

南瓜排骨湯

食材 南瓜200克、排骨100克。

調味 蔥花、香菜碎、花椒粉、鹽、雞精、醋、植物油各適量。

做法 1.南瓜去皮去瓤，洗淨，切塊；排骨洗淨，剁成5公分左右的段，放入沸水鍋中川燙至透，撈出。
2.取另一鍋，放入排骨段、蔥花和花椒粉，倒入適量清水，煮至排骨爛熟後放入南瓜塊煮熟，用鹽和雞精調味，淋少許醋，撒上香菜碎即可。

療效 健筋骨，補充骨質營養，適合兒童和骨質疏鬆症患者食用。

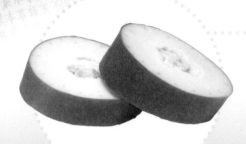

冬瓜

利尿消腫，腎病、高血壓患者的理想食物

《本草綱目》：「清熱、鎮咳、和五臟、滌腸胃、利尿息腫，除煩憤惡氣」，有消暑止渴、解毒、利尿退腫、鎮咳祛痰的功效。

🍃 **性味歸經**

性涼，味甘、淡，歸肺、大腸、小腸、膀胱經。

🍃 **保健功效**

冬瓜能清熱生津，消暑除煩，特別適合在夏天食用。常吃冬瓜有明顯的減肥輕身作用，冬瓜能有效地抑制醣類轉化為脂肪，對於防止人體發胖具有重要意義，還可以有助於體形健美。冬瓜還有抗衰老的作用，久食可保持皮膚潔白如玉，潤澤光滑。

🍃 **藥理解析**

冬瓜鈉鹽含量低，對營養不良性水腫、孕婦水腫、腎炎水腫者有消腫作用，是糖尿病、浮腫病、腎臟病及高血壓患者的理想蔬食。此外，冬瓜還有利尿的作用。

🍃 **每餐可吃多少？**

每餐可吃60克。（生重）

🍃 **食用禁忌**

1. 冬瓜不宜和豬肝同吃。因為豬肝中的微量元素銅會使冬瓜中的維生素C氧化，從而減低豬肝和冬瓜的食用和食療價值，所以兩者不宜同食。
2. 冬瓜性寒涼，食用後加重體內寒氣，所以脾胃虛弱、腎臟虛寒、腹瀉、四肢寒冷者忌食。

家庭醫學小知識

如果你是一個經常在室外工作的人，擔心夏天太熱會中暑，可以用冬瓜汁預防中暑。將新鮮冬瓜洗淨，搗爛取汁直接飲用，代茶頻頻飲用。

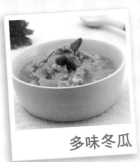

多味冬瓜

食材 鮮蝦肉30克、鮮草菇25克、雞蛋1個、冬瓜400克、瘦豬肉50克。

調味 植物油、料酒、太白粉、鹽、味精、胡椒粉、香油各適量。

做法 1.冬瓜洗淨，切成大塊；瘦豬肉、鮮蝦肉切碎，用太白粉拌勻；草菇洗淨川燙；雞蛋打成蛋液。

2.冬瓜塊放蒸鍋裡蒸熟軟，刮出冬瓜肉，碾成泥。

3.炒鍋置火上，放油燒熱後烹入料酒，放入水、冬瓜泥、豬肉、草菇、鮮蝦肉、蛋液、鹽、味精、胡椒粉拌炒，等湯水沸時，加適量太白粉勾薄芡，滴入少許香油即可。

療效 潤腸通便、壯陽，適合習慣性便秘者及男性前列腺炎、性功能減退者食用。

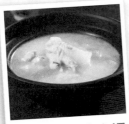

冬瓜薏仁瘦肉湯

食材 冬瓜、薏仁各100克，瘦豬肉50克。

調味 蔥花、鹽、雞精適量，香油4克。

做法 1.薏仁淘洗乾淨，用清水浸泡6小時；冬瓜去瓤，帶皮洗淨，切塊；瘦豬肉洗淨，切片。

2.鍋置火上，放入薏仁和瘦豬肉，加適量清水煮沸，改小火煮至八分熟，放入冬瓜塊煮至熟透，用蔥花、鹽、雞精和香油調味即可。

療效 消除浮腫、美白肌膚，適合女性尤其是出現下肢浮腫和妊娠斑的妊娠期婦女食用。

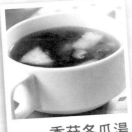

香菇冬瓜湯

食材 冬瓜400克、泡發的乾燥香菇100克。

調味 植物油、鹽、味精、雞油、高湯、蔥末各適量。

做法 1.將冬瓜去皮、去瓤，洗淨，切塊；乾燥香菇洗淨，用溫水泡發好，再洗淨，待用。

2.鍋置火上，倒植物油燒熱，放入蔥末熗出香味，加入高湯、香菇燒開，加入冬瓜塊。

3.待冬瓜熟爛後，加入鹽、味精調味，淋上雞油即可。

療效 消痰止咳、利尿，適合脾肺虛虧所致的咳嗽、氣喘、小便不利者食用。

冬瓜菠菜羹

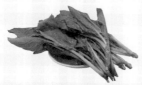

食材 冬瓜300克、菠菜200克、羊肉30克。

調味 蔥段、薑片、太白粉、鹽、醬油、味精各適量。

做法 1.將冬瓜去皮、瓤，洗淨切塊；菠菜擇好洗淨，切成段；羊肉切薄片。

2.鍋置火上，加油燒熱，放羊肉片煸炒，加入蔥段、薑片、菠菜、冬瓜塊翻炒幾下，加水煮沸約10分鐘，加入鹽、醬油、味精，用太白粉勾芡即可。

療效 減肥健體，適合形體肥胖者食用。

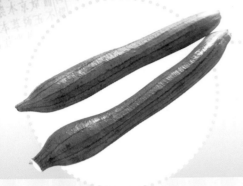

絲瓜

具有祛斑嫩膚的美容功效

《本草綱目》：「有涼血解熱毒，活血脈，通經絡，祛痰，祛風化痰，除熱利腸和下乳汁等妙用。」

🍂 性味歸經

性涼，味甘，歸肝、胃經。

🍂 保健功效

絲瓜能保護皮膚、消除斑塊，使皮膚潔白、細嫩，是不可多得的美容食品。常吃絲瓜還有利於小兒大腦發育及中老年人大腦健康。此外，絲瓜獨有的干擾素誘生劑，可刺激身體產生干擾素，起到抗病毒、防癌抗癌的作用。

🍂 藥理解析

絲瓜可用於抗壞血病及預防各種維生素C缺乏症。經研究還發現，絲瓜的提取物對日本腦炎病毒有明顯預防作用。另外，絲瓜所富含的膳食纖維可幫助人體排出多餘的膽固醇，防止血脂升高，可起到保護心腦血管正常功能的作用。

🍂 每餐可吃多少？

每餐可吃60～200克。（生重）

🍂 食用禁忌

1. 絲瓜的味道清甜，烹煮時不宜加醬油和豆瓣醬等口味較重的醬料，以免搶味。
2. 絲瓜不宜與竹筍、泥鰍同食。因為泥鰍會破壞絲瓜中的維生素B_1，而竹筍則會影響人體對絲瓜中胡蘿蔔素的吸收和利用。

家庭醫學小知識

如果您的職業是常要說話的教師，可能會因此得了慢性咽喉炎，當上課次數一多的時候，病情更容易反復。這時可以用絲瓜汁輔助治療。嫩絲瓜洗淨搗爛擠汁，加入適量冰糖，攪拌至溶化，每次9克，每天3次，堅持服用，見效為止。

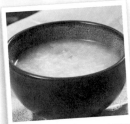

絲瓜粥

食材　鮮嫩絲瓜20克、米50克。

調味　蝦米、鹽各適量。

做法　1.鮮絲瓜去皮和蒂，洗淨，切成碎丁，待用。

　　　2.米淘洗乾淨，加水煮粥，煮至半熟時，放入絲瓜丁、蝦米，待粥熟，加鹽拌勻即可。

療效　止咳，適合慢性支氣管炎、咳喘病患者食用。

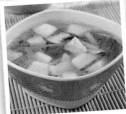

絲瓜肉片湯

食材　瘦豬肉150克、絲瓜75克。

調味　植物油、蔥花、薑絲、豌豆粉、鹽、味精、香油、胡椒粉各適量。

做法　1.瘦豬肉洗淨，切成薄片，用豌豆粉、鹽及少許清水拌勻；絲瓜去皮洗淨，切滾刀塊。

　　　2.湯鍋置大火上，放入植物油燒熱，加入絲瓜塊煸炒至八分熟，加入開水，待湯沸後，將肉片汆入湯內，撒上蔥花、薑絲、鹽、味精煮開，盛入湯碗，撒上胡椒粉，淋上香油即可。

療效　祛暑清心、通絡下乳，適合暑熱症、產後乳少者食用。

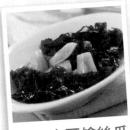

木耳燴絲瓜

食材　絲瓜250克、泡發的乾燥木耳25克。

調味　蔥花、鹽、雞精、太白粉、植物油各適量。

做法　1.絲瓜去皮和蒂，洗淨，切成滾刀塊；泡發的乾燥木耳擇洗乾淨，撕成小朵。

　　　2.炒鍋置火上，倒入適量植物油，待油溫燒至七分熟，加蔥花炒出香味。

　　　3.倒入絲瓜和木耳翻炒至熟，用鹽和雞精調味，太白粉勾芡即可。

療效　通便化痰、補血美容，適合老年便秘、痰多者及貧血的女性食用。

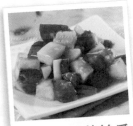

番茄絲瓜

食材　絲瓜250克、番茄100克。

調味　蔥花、鹽、味精、植物油各適量。

做法　1.絲瓜去皮和蒂，洗淨，切成滾刀塊；番茄洗淨，去蒂，切塊。

　　　2.炒鍋置火上，倒入適量植物油，待油溫燒至七分熟，加蔥花炒出香味，放入絲瓜塊和番茄塊炒熟，用鹽和味精調味即可。

療效　清熱涼血，適合胃熱口苦、牙齦出血者食用。

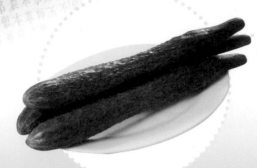

黃瓜

有效對抗皮膚老化,減少皺紋

《本草綱目》:「清熱解渴、利水、消腫。」

🍃 **性味歸經**

性涼,味甘,歸肺、胃、大腸經。

🍃 **保健功效**

黃瓜具有美容功效,經常食用黃瓜可有效地對抗皮膚老化,減少皺紋的產生,並可抑制醣類物質轉變為脂肪,有助於達到減肥的效果。另外,黃瓜中含有的葫蘆素C具有提高人體免疫功能的作用,能有效對抗腫瘤。

🍃 **藥理解析**

黃瓜中所含的丙氨酸、精氨酸和穀胺醯胺對肝臟病人,特別是對酒精性肝硬化患者有一定輔助治療作用,可防治酒精中毒。黃瓜能強健心臟和血管,還能調節血壓,預防動脈粥樣硬化。此外,黃瓜還有利於改善大腦和神經系統功能,能安神定志,輔助治療失眠症。

🍃 **每餐可吃多少?**

每餐可吃100克。(生重)

🍃 **食用禁忌**

1. 不要把「黃瓜蒂頭」全部丟掉,黃瓜尾部含有較多的苦味素,有很高的營養價值。
2. 黃瓜不宜和番茄、橘子同吃。因為黃瓜中的維生素C分解酶會降低番茄、橘子的營養價值。

🌿 本草食療方

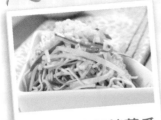

豆腐絲拌黃瓜

食材 黃瓜250克、豆腐皮50克。

調味 蒜末、鹽、雞精、香油各適量。

做法 1. 黃瓜洗淨,去蒂,切絲;豆腐皮切成10公分左右的絲,洗淨,入沸水中川燙透,撈出,放涼,瀝乾水分。
2. 取盤,放入黃瓜絲和豆腐絲,用鹽、蒜末、雞精和香油調味即可。

療效 增強人體抗疲勞作用,恢復身體活力,適合體力勞動者食用。

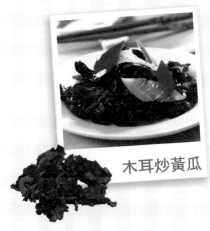

木耳炒黃瓜

食材 ▶ 黃瓜250克、泡發的乾燥木耳100克。

調味 ▶ 紅辣椒、蔥末、鹽、味精、香油、清湯、太白粉、植物油各適量。

做法 ▶ 1.木耳泡發，洗淨，撕小塊；黃瓜洗淨，切片，待用；紅辣椒洗淨，去蒂及籽，切片。

2.炒鍋置火上，倒油燒熱，放蔥末煸香，然後放入黃瓜、木耳煸炒。

3.最後調入鹽、味精、紅辣椒片及適量清湯翻炒至木耳、黃瓜熟軟入味，太白粉勾芡，淋上香油即可。

療效 ▶ 排毒解毒、化解結石，適合痤瘡、結石症患者食用。

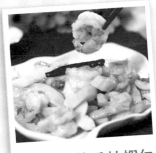

黃瓜炒蝦仁

食材 ▶ 蝦仁250克、嫩黃瓜100克、紅甜椒50克。

調味 ▶ 鹽、料酒、太白粉、植物油、清湯各適量。

做法 ▶ 1.將蝦仁洗淨，瀝乾水分，放在碗裡，加適量鹽、太白粉攪拌均勻，醃20分鐘；嫩黃瓜洗淨後放入鹽水泡5分鐘，切片；紅甜椒洗淨，去蒂，切條。

2.把清湯、料酒、鹽、太白粉放在碗裡，調成醬汁。

3.炒鍋燒熱，油燒熱，倒入黃瓜和蝦仁用溫油滑炒熟，蝦仁變色立即用漏勺撈出瀝油。

4.把鍋洗淨，開火燒熱，將黃瓜、甜椒、蝦仁倒進去，再倒入先前調好的醬汁，翻炒均勻即可。

療效 ▶ 降壓降脂、通便排毒，適合高血壓、高血脂、便秘患者食用。

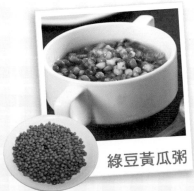

綠豆黃瓜粥

食材 ▶ 米50克、綠豆30克、黃瓜1根。

調味 ▶ 鹽適量。

做法 ▶ 1.將綠豆、米洗淨，分別浸泡1小時和30分鐘；黃瓜洗淨，去蒂，切丁，待用。

2.將綠豆與適量的水同放在鍋內，置大火上煮沸，再轉小火煮至將熟時放米，煮至綠豆開花、米爛熟，加入黃瓜丁，撒入適量鹽即可。

療效 ▶ 潤澤皮膚、祛斑、減肥，適合皮膚粗糙、有斑或者體形肥胖的女性經常食用。

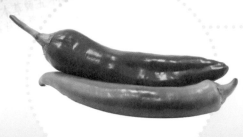

辣椒

燃燒體內脂肪

《本草綱目》：「散寒除濕、祛痰消食」，有疏通血脈、抗病提神的功效。

🍂 性味歸經
性熱，味辛，歸心、脾經。

🍂 保健功效
辣椒強烈的香辣味能刺激唾液和胃液的分泌，增加食欲，促進腸道蠕動，幫助消化。此外，辣椒還能加速新陳代謝以達到燃燒體內脂肪的效果，從而起到減肥作用。

🍂 藥理解析
紅辣椒中有種植物性化學物質稱為「番辣椒素」，它能清除鼻塞，可用於輔助治療咳嗽、感冒、鼻竇炎和支氣管炎。辣椒辛溫，能夠通過發汗而降低體溫，並緩解肌肉疼痛，因此具有較強的解熱鎮痛作用。辣椒還含有抗氧化物質，能提高身體免疫力並降低癌症的發病率。

🍂 每餐可吃多少？
新鮮辣椒每餐可吃50～100克，乾辣椒每餐10克。（生重）

🍂 食用禁忌
1. 經常吸煙、喝酒的人，由於體內有濕熱停留，不適合常食用辣椒；兒童肝火易盛，也不適合常吃辣椒；辣椒散氣動血，因此孕婦也不宜常吃。
2. 不可食用過多，否則會劇烈刺激胃腸黏膜，引起胃痛、腹瀉並使肛門燒灼刺疼，誘發胃腸疾病，促使痔瘡出血。

本草食療方

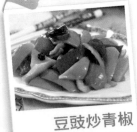

豆豉炒青椒

- **食材**　青紅椒300克、豆豉25克。
- **調味**　蔥花、蒜末、花椒粉、鹽、雞精、植物油各適量。
- **做法**　1. 青紅椒洗淨，去蒂除籽，切塊。
　　　　2. 炒鍋置火上，倒入適量植物油，待油溫燒至六分熱，放入蔥花、薑末、花椒粉、豆豉炒香，再將青椒塊倒入鍋中，翻炒3分鐘，用鹽和雞精調味即可。
- **療效**　祛風健胃，適合於風濕性關節炎、厭食症患者食用。

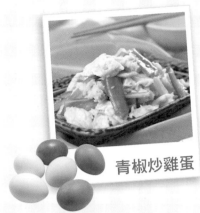

青椒炒雞蛋

食材 ▸ 青椒150克、雞蛋1個。

調味 ▸ 醋、鹽、蔥花各適量。

做法 ▸ 1.青椒洗淨,去籽切成細絲;將雞蛋打在碗裡,
用筷子攪散開。

2.鍋內放油燒熱,將蛋液倒入,炒好倒出。

3.往鍋內倒入餘油燒熱,放入蔥花爆香,然後放入
青椒絲,加鹽炒幾下,見青椒絲翠綠色時,放入
炒好的雞蛋,翻炒均勻,用醋烹一下即可。

療效 ▸ 滋陰補血、減肥瘦身,還能振奮精神,非常適合
女性尤其是在辦公室工作的女性食用。

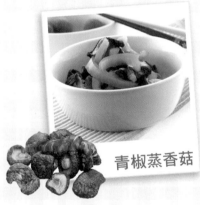

青椒蒸香菇

食材 ▸ 青椒150克、泡發的乾燥香菇50克。

調味 ▸ 植物油、鹽、雞精各適量。

做法 ▸ 1.青椒去籽洗淨,斜切成片;香菇撕成小塊。

2.將青椒、香菇放在盤中,加植物油、鹽、雞精
調勻。

3.蒸鍋放水燒沸,將青椒、香菇蒸約20分鐘至熟
即可。

療效 ▸ 降壓、防癌抗癌、延緩衰老,適合高血壓、癌症
患者及老人食用。

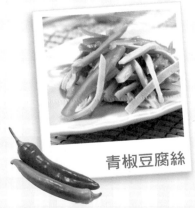

青椒豆腐絲

食材 ▸ 青椒250克、豆腐皮100克。

調味 ▸ 蒜末、蔥花、花椒粉、鹽、雞精、植物油各適量。

做法 ▸ 1.青椒洗淨,去蒂除籽,切絲;豆腐皮洗淨,
切絲。

2.炒鍋置火上,倒入適量植物油,待油溫燒至
七分熱時,放入蔥花和花椒粉炒香,加青椒
絲和豆腐皮翻炒5分鐘,用鹽、蒜末和雞精調
味即可。

療效 ▸ 溫中散寒、止咳化痰,適合脾胃虛寒、風寒咳嗽
者食用。

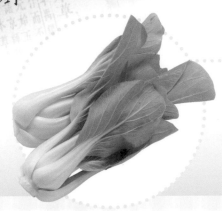

油菜

促進血液循環，散血消腫

《本草綱目》：「治癰疽、豌豆瘡，散血消腫。」

🌿 **性味歸經**

性涼，味甘，歸肝、肺、脾經。

🌿 **保健功效**

油菜含有能促進眼睛視紫質合成的物質，可起到明目的作用。食用油菜有助於增強身體免疫能力，且有抵禦皮膚過度角化的作用，適合女性作為美容食品。

🌿 **藥理解析**

油菜中所含的植物激素能夠增加酶的形成，對進入人體內的致癌物質有吸附排斥作用，故有防癌功能。油菜能減少脂類的吸收，可用來降血脂，還有促進血液循環、散血消腫的作用。

此外，油菜能促進腸道蠕動，縮短糞便在腸腔停留的時間，從而治療多種便秘，預防腸道腫瘤。

🌿 **每餐可吃多少？**

每餐可吃150克。（生重）

🌿 **食用禁忌**

1. 吃剩的熟油菜過夜後就不要再吃。因為油菜中的硝酸鹽儲存一段時間後由於酶和細菌的作用，會變成亞硝酸鹽，亞硝酸鹽是導致胃癌的有害物質。
2. 油菜不可與竹筍同食。因為油菜中的維生素C與竹筍中的生物活性物質易於結合，從而破壞人體對維生素C的吸收。

家庭醫學小知識

有時候不小心撞到，頭上長了個腫塊，幾天不見消腫的情況下可以用油菜汁消除腫塊。把油菜搗爛絞汁，溫服一小杯（約30毫升），一日3次，療程3天；並用鮮油菜葉搗爛敷患處，一日更換3次，見效為止。如不見效請就醫。

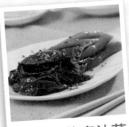

芝麻油菜

食材 油菜150克、白芝麻25克。

調味 鹽、香油、雞精各適量。

做法
1. 油菜擇洗乾淨，入沸水中川燙1分鐘，撈出，放涼，瀝乾水分；白芝麻挑去雜質。
2. 炒鍋置火上燒熱，放入白芝麻炒熟，盛出，放涼。
3. 取盤，放入油菜，加鹽、雞精和香油拌勻，撒上熟白芝麻即可。

療效 活血化淤、降壓調脂，適合腦梗塞及高血壓、血脂異常症患者食用。

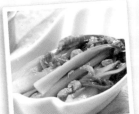

蝦米拌油菜

食材 嫩油菜梗200克、蝦米30克。

調味 鹽、醋、味精、香油各適量。

做法
1. 油菜梗洗淨；蝦米用溫水泡發洗淨。
2. 將油菜放入沸水中川燙一下，過涼水，擠淨水分，放在盤中。
3. 取碗，放入蝦米，用鹽、醋、味精、香油調成醬汁，澆在蝦米上，拌勻即可。

療效 補鈣強身，適合生長發育中的少年兒童和骨質疏鬆症患者食用。

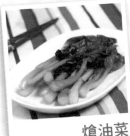

熗油菜

食材 油菜250克。

調味 蔥花、鹽、白砂糖、醋、味精、花椒粉、乾紅辣椒段、植物油各適量。

做法
1. 油菜擇洗乾淨，逐個取下葉片。
2. 湯鍋置火上，倒入適量熱水燒沸，放入油菜川燙熟，撈出過涼水，瀝乾水分，裝盤，加鹽、白砂糖、醋、味精。
3. 炒鍋置火上燒熱，倒入植物油，放入蔥花、花椒粉、乾紅辣椒段炸香，離火，淋在盤中的油菜上即可。

療效 寬腸通便、降糖，便秘、糖尿病患者可經常食用。

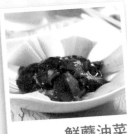

鮮蘑油菜

食材 小油菜200克、新鮮蘑菇100克。

調味 蔥花、花椒粉、太白粉、鹽、雞精、植物油各適量。

做法
1. 小油菜擇洗乾淨；蘑菇去根，撕成小片，入沸水中川燙軟，撈出。
2. 炒鍋置火上，倒入適量植物油，待油溫燒至七分熱，加蔥花和花椒粉炒香。
3. 放入油菜和蘑菇翻炒4分鐘，用太白粉勾芡，鹽和雞精調味即可。

療效 提高免疫力、延緩衰老，適合體弱易感冒者食用。

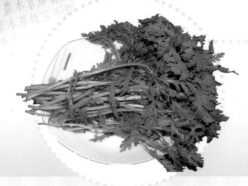

茼蒿

開胃的同時穩定情緒

《本草綱目》：「安心氣，養脾胃，消痰飲，利腸胃」，有清熱消腫、行氣解毒、通便利尿、利膽、護肝等功效。

🍂 **性味歸經**

性平，味甘、辛，歸胃、脾經。

🍂 **保健功效**

茼蒿中含有特殊香味的揮發油，有助於寬中理氣，消食開胃，增加食欲，而且其所含粗纖維有助腸道蠕動，促進排便。茼蒿還具有補腦、防止記憶力減退的作用。

🍂 **藥理解析**

茼蒿的芳香氣味可以養心安神、穩定情緒、益智健腦、降低血壓，適合高血壓、貧血、骨折患者以及腦力勞動者等食用。常吃茼蒿，還對咳嗽痰多、脾胃不和、習慣性便秘等大有裨益。

🍂 **每餐可吃多少？**

每餐可吃50～100克。（生重）

🍂 **食用禁忌**

1. 茼蒿與醋不能同食。因為醋酸會破壞茼蒿中的胡蘿蔔素，降低其營養價值。
2. 茼蒿辛香滑利，胃虛、腹瀉者不宜多食。

家庭醫學小知識

睡眠品質差的人，總是翻來覆去睡不著；當好不容易睡著了又總是做夢，很累。這時可以用茼蒿汁改善睡眠品質。把茼蒿洗淨、搗爛後取茼蒿汁，每次一酒杯的份量，用溫開水沖服，可治睡眠不安。

本草食療方

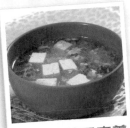

荀蒿豆腐羹

食材 荀蒿、蝦米各100克,豆腐200克,雞蛋清1個。

調味 白砂糖、香油、鹽、太白粉各適量。

做法 1.豆腐洗淨,切成小方塊;蝦米泡發好,加入蛋清及太白粉攪勻;荀蒿洗淨,用沸水燙熟,擠去水分,切碎。
2.鍋置火上,放水燒沸,依次下豆腐、蝦米及荀蒿,煮沸後,加入鹽、白砂糖、香油,用少許太白粉勾芡起鍋即可。

療效 縮小便、清心安神、止咳化痰,適合夜頻尿繁、心悸、失眠多夢、心煩不安、痰多咳嗽者食用。

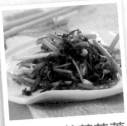

蒜蓉荀蒿

食材 荀蒿200克。

調味 蔥花、花椒粉、蒜蓉、太白粉、鹽、雞精適量,植物油5克。

做法 1.荀蒿擇洗乾淨,切段。
2.炒鍋置火上,倒入植物油,待油溫燒至七分熱,加蔥花、花椒粉炒香。
3.放入荀蒿炒熟,用鹽、蒜蓉和雞精調味,太白粉勾芡即可。

療效 潤腸通便,適合老年性便秘患者食用。

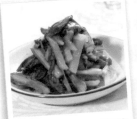

荀蒿炒蘿蔔

食材 白蘿蔔200克、荀蒿100克。

調味 植物油、鹽、味精各適量。

做法 1.將白蘿蔔洗淨,切成條;荀蒿擇洗乾淨,切成段。
2.炒鍋置火上,放入適量植物油燒熱,放入蘿蔔條炒至七分熟時加入荀蒿,再加鹽、味精煸炒至熟透即可。

療效 寬中行氣、調和脾胃,對胸腹脹滿、腸胃功能紊亂者有較好的食療功效。

菜心香菇炒荀蒿

食材 荀蒿、菜心各250克,鮮香菇100克。

調味 蔥末、薑末、鹽、味精、白砂糖、料酒、香油、太白粉各適量。

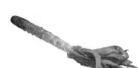

做法 1.將荀蒿去梗洗淨,切成段;香菇洗淨去蒂,切成絲;菜心洗淨,切成菱形片。
2.鍋置火上,加入適量清水煮沸,放入香菇絲,用小火煨透,倒出待用。
3.取鍋燒熱下油,放入蔥末、薑末爆香,放入菜心片、荀蒿炒至將熟,放入香菇絲,加入鹽、味精、白砂糖、料酒,再用中火煸透入味,用太白粉勾芡,淋上香油即可。

療效 開胃、補腦,食欲不振者、腦力工作者和生長發育中的兒童可常吃。

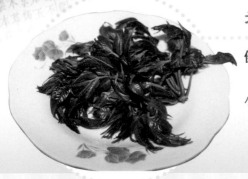

香椿

健脾開胃，增強身體免疫功能

《本草綱目》：「去煩熱，止渴，除目黃，利大小便，止熱痢，解酒毒。」

性味歸經

性平，味苦、澀，歸肝、胃、腎經。

保健功效

香椿含有性激素物質，有抗衰老和補陽滋陰的作用。香椿含香椿素等揮發性芳香族有機物，可健脾開胃、增加食欲。此外，香椿有助於增強身體免疫功能，並有潤滑肌膚的作用，是保健美容的良好食品。

藥理解析

香椿具有清熱利濕、利尿解毒的功效，是輔助治療腸炎、痢疾、泌尿系統感染的良藥。另外，香椿的揮發氣味能透過蛔蟲的表皮，使蛔蟲不能附著在腸壁上而被排出體外，可治蛔蟲病。

每餐可吃多少？

每餐可吃30～50克。（生重）

食用禁忌

1. 不可食用未醃透或未烹至熟透的香椿，這樣的香椿硝酸鹽含量較高，進入人體後可被還原為易使人頭暈、嘔吐的亞硝酸鹽。
2. 香椿為發物，多食易誘使痼疾復發，故慢性疾病患者應少食或不食。

家庭醫學小知識

有些男性會有頭髮脫落的問題，尤其是頭頂落髮，非常影響形象和生活。請試著用香椿幫助生髮。香椿芽洗淨搗爛，塗擦脫髮處，可促使頭髮重生。

本草食療方

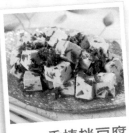

香椿拌豆腐

食材 豆腐200克、香椿100克。

調味 鹽、香油各適量。

做法 1.豆腐洗淨，放沸水中川燙，撈出，放涼，攪碎，裝盤；香椿洗淨，放沸水中川燙一下，撈出，立即放入涼開水中過涼水，撈出瀝乾，切碎，放入豆腐中。

2.在香椿、豆腐中加入鹽、香油拌勻即可。

療效 明目、益氣、生津，適合電腦族、氣虛乏力者和糖尿病患者食用。

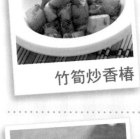

竹筍炒香椿

食材 嫩竹筍150克、嫩香椿50克。

調味 植物油、鹽、鮮湯、太白粉、香油各適量。

做法 1.竹筍擇洗乾淨，切塊；香椿擇洗乾淨，瀝乾，切細末，放入碗中，加鹽醃漬，擠乾水分。

2.鍋內倒油燒至八分熱，放入竹筍塊煸炒，放入香椿末、鹽、鮮湯翻炒均勻，大火收汁，用太白粉勾芡，淋上香油即可。

療效 通便解毒、健脾開胃、養髮生髮，適合老年便秘、食欲不振、脫髮者食用。

香椿炒雞蛋

食材 香椿300克、雞蛋2個。

調味 蔥末、鹽、植物油、香油各適量。

做法 1.香椿洗淨，川燙，撈出，切碎；雞蛋打入碗中，打散，與鹽、蔥末攪拌至起泡，待用。

2.炒鍋置火上，倒植物油燒至八分熱，將調好的雞蛋液倒入鍋內，炒至嫩熟，盛出。

3.鍋留底油，燒至八分熱，倒入香椿，撒鹽，翻炒至香椿熟，倒入雞蛋和蔥末翻炒均勻，淋入香油即可。

療效 滋陰潤燥、澤膚健美，很適合女性，尤其是更年期婦女經常食用。

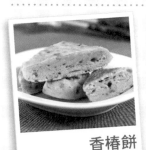

香椿餅

食材 麵粉 350克、嫩香椿150克。

調味 鹽、植物油適量。

做法 1.麵粉過篩，沖入沸水拌勻，再加入冷水，揉勻成團，醒20～30分鐘；香椿擇洗乾淨，切末。

2.將麵團分成若干小麵團，滾圓，抹上植物油再壓扁，醒1～2小時。

3.將醒好的麵團抹上油，桿開成大張薄皮，再抹上油、鹽及香椿末，卷起成如蝸牛殼般的圓盤，醒約40分鐘，再桿開成大張的圓餅，入鍋煎熟即可。

療效 安神健脾，適合孕婦和神經衰弱者食用，孕婦食後可減輕妊娠反應，增進食欲。

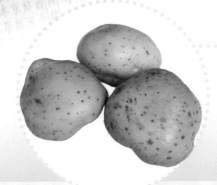

馬鈴薯

有效改善消化不良
《本草綱目》：「補氣、健脾、消炎、解毒。」

🍂 性味歸經
性平，味甘，歸胃、大腸經。

🍂 保健功效
常吃馬鈴薯對預防營養過剩或減去多餘的脂肪很有效。對於女性更為有益的是，馬鈴薯還有很好的呵護肌膚、保養容顏的功效。此外，馬鈴薯能緩解不安情緒，調整精神狀態。馬鈴薯可以增強體質，同時還具有提高記憶力和讓思維清晰等作用。

🍂 藥理解析
馬鈴薯能改善消化不良，是胃病患者應常吃的保健食物。馬鈴薯澱粉在人體內吸收速度慢，是糖尿病患者的理想食療蔬菜。馬鈴薯有防止動脈硬化、降低血壓的功效，很適宜心血管疾病和高血壓病人佐餐食用。此外，馬鈴薯還有防治神經性脫髮的作用。

🍂 每餐可吃多少？
每餐可吃130克（約為中等大小的1個馬鈴薯）。（生重）

🍂 食用禁忌
皮色發青、未成熟或發芽的馬鈴薯不能吃，以防龍葵素中毒。

家庭醫學小知識
如果媽媽們手被沸水輕微燙傷了，皮膚發紅、還很疼，可以用馬鈴薯汁緩解燙傷。將新鮮馬鈴薯洗淨搗爛，用紗布取汁，塗在燙傷處，可以消腫止痛，預防起水泡。

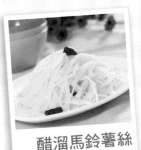

醋溜馬鈴薯絲

食材 馬鈴薯500克。

調味 植物油、醋、鹽、蔥段、花椒、雞精、乾紅辣椒各適量。

做法
1. 馬鈴薯洗淨去皮，切細絲，放入涼水中浸泡10分鐘，瀝乾水分。
2. 鍋內放油燒熱，放入花椒炸至表面開始變黑，撈出，放入乾紅辣椒，隨後立即將瀝乾水的馬鈴薯絲倒進去，翻炒幾下，放入醋、鹽，等馬鈴薯絲將熟時加入蔥段、雞精，拌勻即可。

療效 健脾胃、減肥輕身，適合食欲不振、體形肥胖者食用。

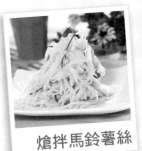

熗拌馬鈴薯絲

食材 馬鈴薯300克、紅辣椒2個。

調味 蔥絲、薑絲、花椒、鹽、味精各適量。

做法
1. 馬鈴薯去皮後清洗乾淨，切絲，放水中泡10分鐘左右，撈出放入沸水鍋中川燙一下，撈出放涼水中過涼，撈出瀝乾盛盤；紅辣椒去蒂和籽，洗淨，切絲。
2. 鍋內倒油燒至四分熱，倒入花椒，炸出香味後撈出丟掉。
3. 將蔥絲、薑絲、辣椒絲、花椒油、鹽、味精一起放入馬鈴薯絲中，拌勻即可。

療效 抗衰老，改善失眠健忘，適合老年人食用。

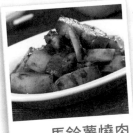

馬鈴薯燒肉

食材 馬鈴薯300克、豬五花肉200克。

調味 豆瓣醬、蔥段、薑絲、味精、八角、鹽、料酒、白砂糖、醬油、香油、植物油各適量。

做法
1. 豬五花肉洗淨，切塊；馬鈴薯洗淨，去皮，切塊待用。
2. 炒鍋上火，倒油燒至四分熱，放入蔥段、薑絲、八角、豬肉煸炒至肉變色，加入料酒、豆瓣醬炒出香味。
3. 然後加入醬油、鹽、白砂糖以及適量清水，轉中火燒30分鐘，放入馬鈴薯塊，小火燒至馬鈴薯變軟，調入味精、香油即可。

療效 補精益氣，適合男性，尤其是計劃生育的男性食用。

馬鈴薯泥

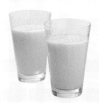

食材 馬鈴薯1個。

調味 牛奶適量。

做法
1. 馬鈴薯洗淨，送入燒沸的蒸鍋中蒸15分鐘，取出，剝去皮。
2. 取盤，放入去了皮的馬鈴薯，碾成泥，淋入適量牛奶攪拌均勻即可。

療效 益氣、健脾和胃，這款食品易於消化，是體弱者和消化功能不好的老年人、嬰幼兒的滋補佳品。

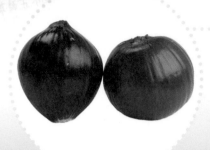

洋蔥

清除體內的自由基，抗癌防衰老

《本草綱目》：「散淤血」，還有發散風寒、提神、增進食欲等功效。

性味歸經

性溫，味甘、微辛，歸心、脾、胃、肺經。

保健功效

洋蔥能清除體內的自由基，增強細胞的活力和代謝能力，具有延緩衰老的功效。洋蔥能刺激胃、腸及消化腺分泌，增進食欲。此外，洋蔥還能控制癌細胞的生長，從而具有防癌抗癌作用。

藥理解析

洋蔥含前列腺素A，會增加冠狀動脈的血流量、預防血栓形成，經常食用對高血壓、血脂異常症和心腦血管病人都有保健作用。洋蔥能幫助細胞更好地利用葡萄糖，同時降低血糖，供給腦細胞熱能，是糖尿病、神志萎頓患者的食療佳蔬。另外，洋蔥有很強的殺菌能力，嚼生洋蔥可以預防感冒；其含有的鈣質還能提高骨密度，有助於防治骨質疏鬆症。

每餐可吃多少？

每餐可吃50克。（生重）

食用禁忌

1. 患有皮膚瘙癢性疾病和眼疾、眼部充血者不宜多食洋蔥。
2. 洋蔥一次不宜食用過多，否則會刺激視網膜，容易引起目糊和發熱。

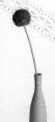

家庭醫學小知識

身體免疫力差，就容易經常感冒，鼻塞、咳嗽很快就找上門來。可以用洋蔥防治感冒，每天生吃1個洋蔥，就可以達到預防感冒的效果了。如果伴有鼻塞，可以將洋蔥搗爛取汁，滲入棉花球並塞入鼻孔，洋蔥的氣味即可使呼吸通暢。

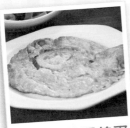

食材 洋蔥50克、雞蛋 2個。

調味 鹽、植物油各適量。

做法 1.洋蔥去老皮,洗淨,橫向切約1公分厚的片,取洋蔥皮的最外層;雞蛋洗淨,打入碗內,加鹽攪打勻。

2.煎鍋置火上,倒入適量植物油,待油溫燒至五分熱時放入洋蔥圈,在洋蔥圈內倒入蛋液,煎至蛋熟即可。

療效 降壓降脂,適合於高血壓、血脂異常症等心血管病患者作輔助食療食物。

洋蔥圈煎蛋

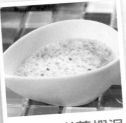

食材 蝦仁30克、蛋清1個、洋蔥20克。

調味 沙茶醬適量。

做法 1.蝦仁去除沙線,洗淨,瀝乾水分剁碎,加入蛋清調勻;洋蔥洗淨後切丁,剁碎拌入蝦泥中。

2.將拌好的洋蔥蝦泥上鍋蒸5分鐘,取出後用沙茶醬拌勻即可。

療效 益智健腦,兒童常吃可促進大腦發育,增強身體免疫力。

洋蔥蝦泥

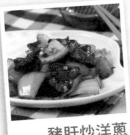

食材 洋蔥100克、豬肝50克。

調味 料酒、太白粉、蔥花、花椒粉、鹽、雞精、植物油各適量。

做法 1.豬肝去淨筋膜,洗淨,切片,用料酒和太白粉醃漬15分鐘;洋蔥去老膜,去蒂,洗淨,切方片。

2.炒鍋置火上,倒入適量植物油,待油溫燒至七分熱,加蔥花、花椒粉炒香,放入豬肝片用溫油炒熟。

3.放入切好的洋蔥片炒熟,用鹽和雞精調味即可。

療效 滋陰潤燥、提神、通便,適合陰虛乾咳、口渴、體倦乏力、便秘者食用。

豬肝炒洋蔥

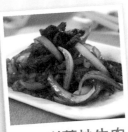

食材 洋蔥250克、瘦牛肉50克。

調味 蔥花、料酒、太白粉、鹽、植物油、雞精各適量。

做法 1.洋蔥去老膜,去蒂,洗淨,切絲;牛肉洗淨,切片,加料酒和太白粉抓勻,醃漬15分鐘。

2.炒鍋置火上,倒入適量植物油,待油溫燒至七分熱,加蔥花炒香,放入牛肉片用溫油炒熟,淋入適量清水。

3.加洋蔥絲炒熟,用鹽和雞精調味即可。

療效 益陽補精,適合男性腰酸背痛、膝蓋無力、遺精、早洩者食用。

洋蔥炒牛肉

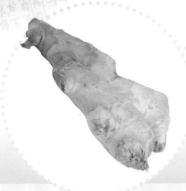

生薑

有明顯的祛寒、止嘔吐作用

《本草綱目》：「解食毒，去冷氣，益脾胃，散風寒」，另有增進食欲、止吐等功效。

🍂 **性味歸經**

性微溫，味辛，歸脾、胃、肺經。

🍂 **保健功效**

生薑中分離出來的薑烯、薑酮的混合物有明顯的止嘔吐作用。薑能增強和加速血液循環，刺激胃液分泌，幫助消化，有健胃的功能。吃薑能抗衰老，老年人常吃生薑可除「老年斑」。此外，薑能促進防禦細胞的增長，加強免疫系統，使人保持精神飽滿。

🍂 **藥理解析**

生薑中含的薑酚有很強的利膽作用，並能抑制前列腺素的合成，從而抑制膽結石的形成。英國科學家發現生薑中含有一種特殊物質，可降血脂、降血壓、防止血栓形成，可用來預防和治療心血管病。德國科學家研究發現，生薑汁在一定程度上可抑制癌細胞的生長。

🍂 **每餐可吃多少？**

每餐可吃10克。（生重）

🍂 **食用禁忌**

1. 爛薑、凍薑不宜入菜烹調，因為薑變質後會產生致癌物，食用這樣的薑對身體健康不利。
2. 薑不宜與兔肉搭配烹調，二者同食易導致腹瀉。
3. 吃薑一次不宜過多，以免吸收大量薑辣素，在經腎臟排泄過程中刺激腎臟，並產生口乾、咽喉痛、便秘等上火症狀。

家庭醫學小知識

當你身體無力、胃不舒服、嘔吐，不厭食但吃完就難受想嘔吐，遇到冷空氣胃就疼，這是由於胃寒引起的不適，可以用薑汁緩解。薑搗爛取汁，加少量開水飲服，可以治胃寒嘔吐。

本草食療方 ──────────────── **PART 2** | *蔬菜食療本草*

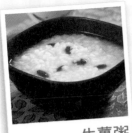

生薑粥

食材 生薑25克、米100克、枸杞10克。

做法 1.將生薑洗淨去皮,切末;米淘洗乾淨;枸杞洗淨,待用。
2.鍋置火上,倒入適量清水煮沸,放入米、生薑煮沸,加入枸杞小火熬煮30分鐘即可。

療效 祛寒止嘔,一天分兩次食用,適合外感風寒、鼻塞流涕、咳嗽痰稀、胃寒嘔吐、腹脹、食欲不振者食用。

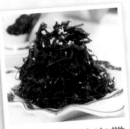

薑拌海帶

食材 乾燥海帶150克。

調味 鹽、醬油、醋、薑末、味精、香油各適量。

做法 1.乾燥海帶用溫水洗淨,切成細絲;將薑末、鹽、醬油、醋、香油、味精調成調味醬。
2.海帶放入沸水中川燙透,撈出瀝乾水分,澆上調味醬拌勻就可以了。

療效 止咳消痰,能夠改善小兒慢性支氣管炎引起的咳嗽、咳痰、氣喘等症狀。

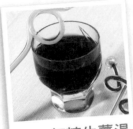

紅糖生薑湯

食材 生薑150克。

調味 紅糖適量。

做法 1.生薑連皮用水洗淨,拍碎。
2.薑與紅糖一起入鍋,加適量水,大火煮沸後改用小火再煮45分鐘即可。

療效 散寒、活血祛淤,適合寒氣或淤血引起痛經的女性食用,能緩解經期腹痛。

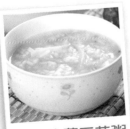

生薑豆芽粥

食材 黃豆芽50克、米100克。

調味 生薑適量。

做法 1.將生薑洗淨,切成細絲;黃豆芽洗淨,除去根須;米淘洗乾淨。
2.將米、黃豆芽、生薑同放鋁鍋內,加清水適量,置大火上燒沸,再用小火煮35分鐘即可。

療效 溫胃除濕、減肥瘦身,適合胃寒和有「啤酒肚」的男性食用。

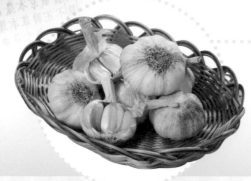

大蒜

有明顯的抗菌消炎作用

《本草綱目》：「通五臟，達諸竅，去寒濕，辟邪惡，消癰腫，化症積肉食」，有暖脾胃、消飲食積滯、解毒殺蟲的功效。

性味歸經

性溫，味辛，歸脾、胃、肺經。

保健功效

大蒜有極強的抗氧化活性，能抑制脂質過氧化酶對肝細胞膜結構的損傷而保護肝臟。大蒜可有效清除腸胃有毒物質，刺激胃腸黏膜，促進食欲，加速消化。大蒜可有效補充腎臟所需物質，改善因腎氣不足而引發的渾身無力症狀。

藥理解析

大蒜揮發油所含大蒜辣素等具有明顯的抗菌消炎作用。經常吃生大蒜，對升高的膽固醇有一定的降低作用，有益於動脈粥樣硬化、冠心病和腦血管病患者。另外，大蒜的有效成分能抑制癌細胞的生長，並還能阻斷一些致癌物質的合成。研究還表明，大蒜能減少血糖水平並增加血漿的胰島素水平。

每餐可吃多少？

生蒜2～3瓣（約6～8克），熟蒜3～4瓣（約8～10克）。

食用禁忌

1. 大蒜有較強的刺激性，胃潰瘍患者和患有頭痛、咳嗽、牙疼等疾病時，不宜食用大蒜。

2. 不要空腹和大量食用大蒜，因為這樣會令胃黏膜受到損害，易引起急性胃炎、胃潰瘍和十二指腸潰瘍。

家庭醫學小知識

晚上睡覺時，有時小腿肚會抽筋，疼醒了以後好幾分鐘才能恢復。這時可以用大蒜緩解疼痛。大蒜1～2瓣，加點鹽砸如泥，擦腳心至發熱止，同時以細紗布包蒜泥，敷在肚臍上，可減少痛苦，迅速好轉。

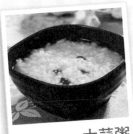

大蒜粥

食材 ▶ 大蒜頭1個、米100克、枸杞10克。

調味 ▶ 香油、鹽、味精各適量。

做法 ▶ 1.大蒜去皮，切碎；米淘洗乾淨，浸泡30分鐘。

2.米放入鍋內，加清水大火煮沸，待米粒開花時，加入蒜粒、枸杞，繼續熬煮成粥，下味精、鹽調味，淋上香油即可。

療效 ▶ 下氣健胃、解毒止痢，適合腹脹、食欲不振者及急性菌痢患者食用。

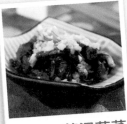

蒜泥菠菜

食材 ▶ 菠菜250克、大蒜20克。

調味 ▶ 醋、白砂糖、鹽、香油、味精各適量。

做法 ▶ 1.菠菜去根、老葉，洗淨，放沸水中燙熟，過涼水，撈出瀝乾，切段，放入盤中，撒鹽拌勻，備用。

2.大蒜去皮，搗碎，放碗中，加鹽、白砂糖、味精調成蒜泥。

3.將蒜泥澆在菠菜上，淋上醋、香油即可。

療效 ▶ 滋陰潤肺、養血止血，適合肺燥咳嗽者、肺結核患者、貧血以及產後氣血兩虧的女性食用。

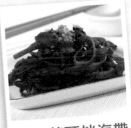

蒜頭拌海帶

食材 ▶ 海帶20克、大蒜30克。

調味 ▶ 薑片、鹽、香油、黑芝麻、醬油、醋各適量。

做法 ▶ 1.將蒜頭和薑片磨成泥，備用；海帶洗淨後過滾水川燙瀝乾。

2.將海帶切成條倒入蒜泥和薑泥，再澆上適量醬油、醋、香油、鹽和黑芝麻並攪拌均勻即可。

療效 ▶ 降脂降壓、防癌抗癌，適合血脂異常症、高血壓及甲狀腺癌患者食用。

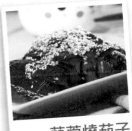

蒜蓉燒茄子

食材 ▶ 茄子500克。

調味 ▶ 植物油、薑末、蔥花、鹽、白砂糖、太白粉、味精、蒜蓉各適量。

做法 ▶ 1.茄子去蒂、皮，洗淨，切條；用白砂糖、太白粉調成芡汁，待用。

2.炒鍋置火上，倒油燒熱，放入茄子條翻炒，再加入薑末、蒜蓉、鹽和適量水，燒沸後改用小火煮約10分鐘，撒入蔥花、味精調味，倒入芡汁即可。

療效 ▶ 涼血止血、消腫止痛，適合咯血、痔瘡便血、肛周膿腫者食用。

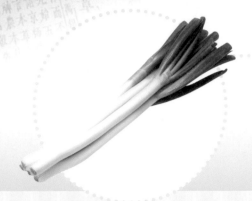

蔥

強效殺菌的天然「青黴素」

《本草綱目》：「除風寒、身痛、麻痺、蟲積、心痛、婦人妊娠溺血。」

🌿 **性味歸經**
性微溫，味辛，歸肺、胃經。

🌿 **保健功效**
蔥有較強的殺菌作用，可以刺激消化液的分泌，增進食欲，當辣素通過汗腺、呼吸道、泌尿系統排出時能輕微刺激相關腺體的分泌，起到發汗、袪痰、利尿的作用。經常吃蔥的人，膽固醇不會增高，而且體質強壯。

🌿 **藥理解析**
經常食用蔥，可使膽固醇不易在血管壁上沉積，有利於保持血管的功能正常，有助於防治動脈硬化。另外，蔥有舒張小血管，促進血液循環的作用，有助於防止血壓升高所致的頭暈，使大腦保持靈活和預防老年癡呆。

🌿 **每餐可吃多少？**
每餐可吃10～30克。（生重）

🌿 **食用禁忌**
1. 蔥不宜作為主材料和豆腐同食，否則會形成草酸鈣，影響鈣質的吸收。
2. 多食蔥對腸胃有刺激作用，患有胃腸道疾病特別是潰瘍病的人應慎食。另外蔥對汗腺刺激作用較強，有狐臭的人在夏季應慎食。盜汗、多汗、精神倦怠等表虛者也應忌食。

本草食療方

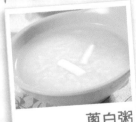

蔥白粥

食材 米50克、蔥白10克。

調味 鹽適量。

做法 1. 米洗淨，浸泡30分鐘；蔥白洗淨，切段。
2. 鍋置火上，倒入適量的開水，放入米，待米將熟時，把切段的蔥白放入鍋中，米爛粥熟時放入鹽調味即可。

療效 解表散寒、和胃安神，適合風寒感冒、胃脹厭食者及神經衰弱患者食用。

PART 3 ｜ 畜禽蛋食療本草

《黃帝內經》中記載了「五畜為益」的說法,「五畜」泛指動物性食品,現代分類包括畜、禽、蛋類,對人體有補益作用,能增補五穀主食營養的不足,使人的體格強壯、體能充沛。

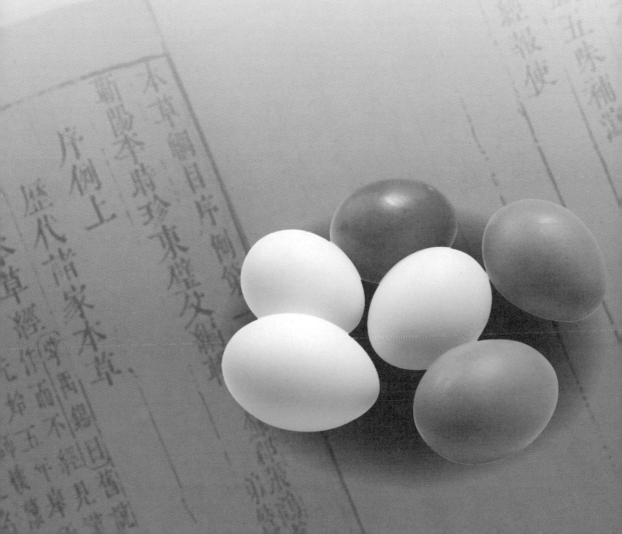

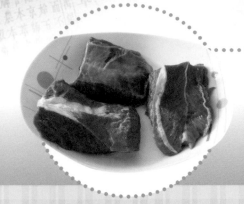

牛肉

有助於增長肌肉、增強肌肉力量

《本草綱目》：「安中益氣、養脾胃，補虛壯健、強筋骨，消水腫、除濕氣。」

🍂 **性味歸經**

性平，味甘，歸脾、胃經。

🍂 **保健功效**

牛肉富含優質蛋白質，適合生長發育及手術後、病後調養的人食用，在補充失血、修復組織等方面特別適宜。寒冬季節食牛肉可暖胃。牛肉中的肌氨酸含量豐富，對增長肌肉、增強肌肉力量特別有效。

🍂 **藥理解析**

牛肉有補中益氣、滋養脾胃、強健筋骨、化痰息風、止渴止涎的功效，適宜於氣短體虛、筋骨酸軟、久病及面黃目眩的人食用。牛肉富含鋅元素，可協助人體吸收利用蛋白質和醣類，可加速傷口癒合的速度。牛肉富含鐵質和優質蛋白質，可預防和治療缺鐵性貧血。

🍂 **每餐可吃多少？**

每餐80克為宜。（生重）

🍂 **食用禁忌**

1. 牛肉為發物，患瘡瘍、濕疹者慎用。
2. 牛肉的膽固醇含量較高，不宜常吃，最好每週吃1次。
3. 牛肉的肌肉纖維較粗糙且不易消化，老人、幼兒及消化能力較弱的人不宜多吃，可適當吃些嫩牛肉。

本草食療方

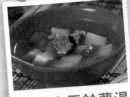

牛肉馬鈴薯湯

食材 牛肉 800 克、馬鈴薯 300 克。

調味 味精、胡椒粉、蒜末、肉桂、料酒、蔥、鹽、薑各適量。

做法 1. 牛肉洗淨，切成4公分長、3公分寬、0.5公分厚的片，用冷水泡約2小時後，連水倒入煲內煮沸，撇去浮沫，放入肉桂、料酒、鹽和拍破的蔥、薑煮沸，轉用小火燉爛，然後去掉蔥、薑、肉桂。

2.馬鈴薯削去皮，切成塊，用碗裝上，放入牛肉湯，上籠蒸爛取出。

3.將馬鈴薯倒入牛肉煲內，煮沸後加味精、蒜末調好味，然後裝入湯碗內，撒上胡椒粉即可。

療效 增肥、養血、補虛，適合形瘦體弱、氣血虛弱、術後調養、婦女產後、病後體虛者食用。

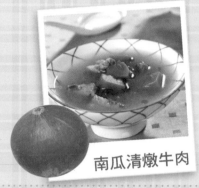
南瓜清燉牛肉

食材 牛腩 150 克、南瓜 300 克。

調味 蔥末、薑末、鹽、味精各適量。

做法 1.將牛腩切成2公分見方的肉塊；南瓜去皮，切成3公分見方的塊狀。

2.將牛腩放入鍋中，加薑末、蔥末、鹽和清水，將牛腩煮至八分熟，將南瓜塊放入，煮至牛腩熟爛後加味精調味即可。

療效 可促進胰島素正常分泌，適合糖尿病患者食用。

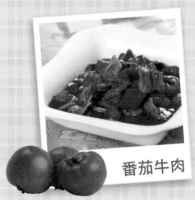
番茄牛肉

食材 番茄250克、瘦牛肉50克。

調味 蔥花、薑末、鹽、紹酒、醬油、花椒粉、雞精、植物油各適量。

做法 1.番茄洗淨，去蒂，切塊；牛肉洗淨，切塊，用紹酒和醬油抓勻，醃漬20分鐘。

2.鍋置火上，倒入適量植物油燒至七分熟，加蔥花、薑末和花椒粉炒香，放入牛肉塊翻炒均勻，加入適量清水煮至牛肉九分熟，倒入番茄塊煮熟，用鹽和雞精調味即可。

療效 養肝、開胃，適合肝病患者和食欲不振的人食用。

蘿蔔牛肉湯

食材 白蘿蔔250克、瘦牛肉50克。

調味 蔥花、薑片、香菜末、八角、花椒粒、鹽、雞精適量，香油3克。

做法 1.白蘿蔔擇洗乾淨，切塊；瘦牛肉洗淨，切塊，入沸水中川燙透，撈出。

2.鍋置火上，放入牛肉、蔥花、薑片、八角、花椒粒，加適量清水大火燒沸，轉小火燉至牛肉九分熟。

3.倒入蘿蔔塊煮熟，用鹽、雞精和香油調味，撒上香菜末即可。

療效 補脾胃、益氣血、強筋骨，適合消化不良、營養不良、腰膝酸軟的人食用。

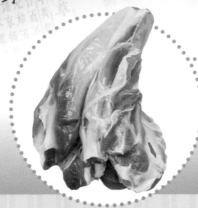

羊肉

袪寒補暖，補腎壯陽

《本草綱目》：「暖中補虛，補中益氣，開胃健力，益腎氣。」

🍂 **性味歸經**

性熱，味甘，歸脾、胃、腎經。

🍂 **保健功效**

羊肉性溫，可促進血液循環，袪寒補暖，增強禦寒能力。 羊肉中含有豐富的胺基酸，可增加消化酶，保護胃壁，促進消化。羊肉具有補腎壯陽的作用，尤其適合男士經常食用。

🍂 **藥理解析**

羊肉對脾胃虛寒所致的反胃、身體瘦弱、畏寒、腰膝酸軟等症有輔助治療作用，常吃羊肉可以減輕肺部疾病的症狀，如肺結核、氣管炎、肺氣腫、哮喘等。羊肉可以補血溫經，有利於改善孕婦產後血虛經寒所致的腹冷痛症狀。

🍂 **每餐可吃多少？**

每餐50克為宜。（生重）

🍂 **食用禁忌**

1. 羊肉性熱，易上火人不宜食用。
2. 夏秋季節氣候燥熱，不宜吃羊肉。
3. 吃完羊肉後不宜馬上飲茶，羊肉中的蛋白質會與茶葉中的鞣酸發生反應，容易引發便秘。

🍃 本草食療方

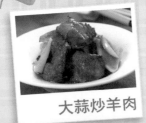

大蒜炒羊肉

食材 大蒜瓣50克、瘦羊肉200克。

調味 蔥絲、薑絲、雞精、鹽、植物油各適量。

做法 1. 大蒜瓣去皮，洗淨，切片；瘦羊肉洗淨，切片。
2. 炒鍋置火上，倒入植物油，待油溫燒至七分熱，炒香蔥絲和薑絲，放入羊肉片用溫油炒熟，放入蒜片翻炒至熟，用鹽和雞精調味即可。

療效 滋補腎陽，適宜男性食用。

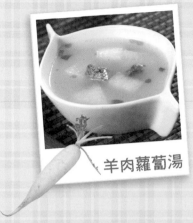

羊肉蘿蔔湯

食材▶ 羊肉200克、白蘿蔔50克。

調味▶ 香菜、羊骨湯、料酒、胡椒粉、蔥段、薑片、鹽、味精、辣椒油各適量。

做法▶ 1.將羊肉洗淨，切成小方塊，入沸水中略燙，撈出，用清水沖去血沫；白蘿蔔洗淨，切成滾刀塊，放入沸水中煮透撈出；香菜洗淨，切成末。

2.湯鍋中放入羊肉、羊骨湯、料酒、胡椒粉、蔥段、薑片，用大火煮沸，撇去浮沫，蓋上，用小火燉1小時左右，然後加入鹽、味精、白蘿蔔燉30分鐘左右，至羊肉熟爛，撒上香菜末，淋上辣椒油攪勻即可。

療效▶ 暖胃散寒，畏寒體質人宜常食用。

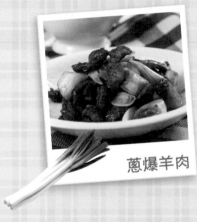

蔥爆羊肉

食材▶ 羊後腿肉200克、蔥2根、大蒜3瓣。

調味▶ 料酒、醬油、糖、白胡椒粉、醋、鹽、植物油各適量。

做法▶ 1.蔥擇去蔥葉，洗淨，留蔥白部位切小段；大蒜剝皮洗淨，用刀背拍碎。

2.將羊肉洗淨，切成薄片，放入料酒、醬油、糖、白胡椒粉醃漬10分鐘。

3.鍋內倒油燒至八分熱，倒入羊肉片，快速翻炒至羊肉片變色，翻炒15分鐘左右放入蔥段，淋入1匙醋，倒入蒜碎、鹽，翻炒均勻即可。

療效▶ 補益氣血，適於體虛者食用。

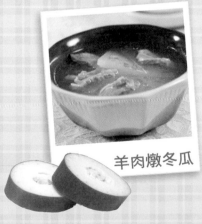

羊肉燉冬瓜

食材▶ 羊肉（瘦）、冬瓜各200克。

調味▶ 五香粉、蔥段、薑片、香菜、味精、香油各適量。

做法▶ 1.將羊肉洗淨切成小薄片；將冬瓜去皮、去瓤，切成方塊，用開水川燙一下，撈出瀝乾；將香菜洗淨，切成末。

2.鍋置火上，注入適量清水，放入羊肉片、蔥段、薑片、鹽、五香粉，燒開後撇去浮沫，燉至肉片八分熟時，放入冬瓜塊，燉至熟爛，放入香油、味精，撒上香菜末即可。

療效▶ 利尿去水腫，對懷孕晚期出現水腫及小便短赤的孕婦有一定療效。

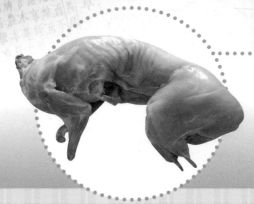

兔肉

是肥胖患者理想的肉食

《本草綱目》：「涼血，解熱毒，利大腸。」

🍂 **性味歸經**

性寒，味甘，歸肝、大腸經。

🍂 **保健功效**

兔肉含有豐富的卵磷脂，是兒童、青少年大腦和其他器官發育不可缺少的物質，有益智健腦的功效。兔肉中所含的脂肪和膽固醇低於所有其他肉類，而且脂肪又多為不飽和脂肪酸，即使常吃兔肉，也不會增肥，是肥胖患者理想的肉食。

🍂 **藥理解析**

兔肉可以抑制血小板凝聚、阻止血栓形成，經常食用可保護血管壁，對高血壓、冠心病、糖尿病患者有益處。兔肉能降低血脂，抑制動脈粥樣硬化症的發生和發展，是血脂異常症患者首選的動物性食物之一。

🍂 **每餐可吃多少？**

每餐80克為宜。（生重）

🍂 **食用禁忌**

1. 兔肉性涼，不宜在寒冬、初春食用。有四肢怕冷等陽虛症狀者不宜食用。
2. 兔肉不宜與雞肉搭配烹調，二者同食易導致痢疾。

🍃 本草食療方

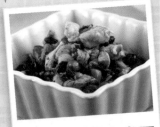

花生仁兔丁

食材 兔肉100克、熟花生仁50克。

調味 辣椒油、豆豉、醋、花椒、蔥段、薑片、蒜末、鹽、雞精、白砂糖各適量。

做法 1.兔肉洗淨，放入沸水中燙去血水，撈出，放入另一個沸水鍋內，加入蔥段、薑片、花椒，中火煮熟，撈出，放涼，切丁。

2.取小碗，加鹽、雞精、白砂糖、豆豉、蒜末、醋和辣椒油攪拌均勻，製成調味醬。

3.取盤，放入兔肉丁和熟花生仁，淋入調味醬拌勻即可。

療效 健腦益智、增強記憶，學生和腦力勞動者宜常食用。

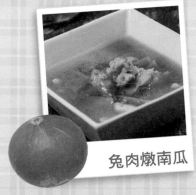

食材 兔肉50克、南瓜250克。

醃料 醬油、料酒、花椒粉、太白粉各適量。

調味 蔥花、鹽、味精、植物油各適量。

做法 1.兔肉洗淨，切小方塊；南瓜去皮、去瓤，洗淨切塊。

2.鍋置火上，倒入植物油燒至七分熱，下蔥花炒出香味，放入兔肉翻炒變白，加南瓜塊和適量水燉熟，用鹽和味精調味即可。

療效 降糖、降壓、降膽固醇，適合糖尿病、高血壓、血脂異常症患者食用。

兔肉燉南瓜

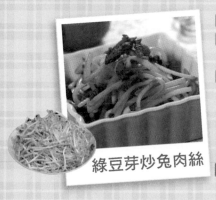

食材 兔肉100克、綠豆芽250克。

調味 植物油、薑絲、香油、料酒、鹽、白砂糖、太白粉各適量。

做法 1.綠豆芽剪去頭尾，洗淨；將兔肉洗淨，切絲，並用鹽、白砂糖、料酒、太白粉醃漬。

2.鍋置火上，倒入植物油，放入兔肉絲炒至剛熟取出，再起油鍋，下薑絲、綠豆芽、鹽，炒至七分熟，加入兔肉絲同炒片刻，淋入香油即可。

療效 清熱、去火，適宜於內火旺盛者食用，也適宜在夏季食用。

綠豆芽炒兔肉絲

芝麻兔

食材 黑芝麻30克、兔1隻。

調味 蔥段、薑片、香油、味精、鹽各適量。

做法 1.黑芝麻洗淨，炒香備用；兔肉去皮、爪、內臟，洗淨，放入鍋內，加適量水，川燙去血水，撇沫後放入蔥段、薑片，將兔肉煮熟撈出。

2.鍋內放入清水，放兔肉用小火煮1個小時，撈出放涼，剁成塊，裝盤。

3.碗內放味精、香油、鹽調勻，邊攪邊將黑芝麻放入，然後澆在兔肉上即可。

療效 養肝益腎，適宜於肝腎不足者食用。

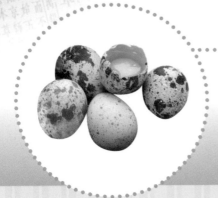

鵪鶉蛋

有效改善神經衰弱

《本草綱目》：「補五臟，益中續氣，實筋骨，耐寒暑，消結熱。」

🍂 **性味歸經**

性平，味甘，歸心、肝、肺、胃、腎經。

🍂 **保健功效**

鵪鶉蛋含有豐富的卵磷脂和腦磷脂，具有健腦益智的作用。鵪鶉蛋的營養價值很高，可補氣益血，強筋壯骨，對改善營養不良、神經衰弱等有很好的功效。鵪鶉蛋的養顏、美膚作用也很不錯。

🍂 **藥理解析**

鵪鶉蛋對高血壓、慢性胃炎有很好的輔助治療作用。由肺氣虛弱所致的支氣管哮喘、肺結核病人應常吃鵪鶉蛋。另外，鵪鶉蛋對貧血、月經不調可起到較好的調養作用。

🍂 **每餐可吃多少？**

每餐2個為宜。

🍂 **食用禁忌**

鵪鶉蛋中膽固醇含量較高，心腦血管病人不宜多食鵪鶉蛋。

家庭醫學小知識

如果孩子到很大了都還會尿床，可以讓你的孩子每天早晚空腹吃一個煮鵪鶉蛋，連吃兩周，症狀就會痊癒。鵪鶉蛋一次可以多煮幾個，吃時用開水燙熱即可。

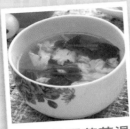

鵪鶉蛋菠菜湯

食材 鵪鶉蛋4個、菠菜100克。

調味 鹽、香油各適量。

做法 1.鵪鶉蛋洗淨，打入碗中，打散；菠菜擇洗乾淨，放入沸水中川燙30秒，撈出，瀝乾水分，切段。
2.鍋置火上，倒入適量清水燒開，淋入蛋液攪成蛋花，放入菠菜段，加鹽攪拌均勻，淋上香油即可。

療效 健腦益智、提高記憶力，適合學生、腦力勞動者、記憶力衰退者食用。

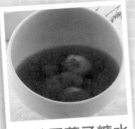

鵪鶉蛋蓮子糖水

食材 鵪鶉蛋 10個、蓮子 25克、花生 50 克、百合 10 克、栗子肉 150 克、陳皮5克。

調味 冰糖適量。

做法 1.將鵪鶉蛋洗淨，蒸熟，取出，過涼水，去殼；蓮子洗淨，川燙，去心；花生洗淨，用水浸片刻；栗子肉川燙，去皮；陳皮洗淨，浸軟，去瓤洗淨；百合洗淨，待用。
2.鍋置火上，放入適量清水燒沸，放入蓮子、百合、花生、栗子肉、陳皮，煲至熟爛，撈去陳皮，放入冰糖和鵪鶉蛋，煲至冰糖溶化即可。

療效 滋陰養顏、補氣養血，適合女性食用。

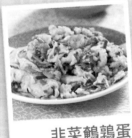

韭菜鵪鶉蛋

食材 韭菜100克、鵪鶉蛋200克。

調味 植物油、鹽、味精各適量。

做法 1.將新鮮韭菜洗淨切碎；鵪鶉蛋去殼打勻。
2.鍋置火上，倒入植物油，油至八分熱時，倒入蛋，炒至結塊時盛入碗內。
3.另起熱鍋，倒入植物油，油至八分熱時倒入韭菜，煸炒至稍熱，放入已炒好的鵪鶉蛋炒勻，加入鹽、味精調味即可。

療效 可治腎虛腰痛、陽痿，適宜腎虛的男性食用。

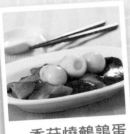

香菇燒鵪鶉蛋

食材 乾燥香菇250克、鵪鶉蛋10個。

調味 醬油、太白粉、料酒、鮮湯、薑粉、香油、味精各適量。

做法 1.香菇洗淨，切四片，在開水中川燙熟；將鵪鶉蛋煮熟，取出過涼水，剝去皮，加適量醬油醃好，放入油鍋中炸至橘紅色，撈出瀝油。
2.鍋置火上，倒入鮮湯、鵪鶉蛋、醬油、料酒、薑粉、味精、香菇片燒開，改小火燒入味，用中火收汁，太白粉勾芡，淋上香油炒勻即可。

療效 富含鋅、鐵、維生素A、蛋白質，適於孕婦食用。

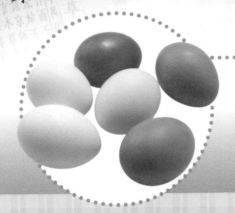

雞蛋

修復肝臟組織損傷

《本草綱目》：「卵黃，其氣混，其性溫。精力不足者，補之以氣，形不足者，補之以血。」雞蛋能補血、養陰、潤肌膚。

🍂 **性味歸經**

性平，味甘，歸脾、胃經。

🍂 **保健功效**

雞蛋可以補肺養血、滋陰潤燥，用於氣血不足、熱病煩渴、胎動不安等，是扶助正氣的常用食品。雞蛋對神經系統和身體發育有很大的作用，常吃雞蛋可以健腦益智，提高記憶力。雞蛋清（即蛋白）還有很好的美容作用，不但可以使皮膚變白，而且能使皮膚細嫩。

🍂 **藥理解析**

雞蛋含有較多的維生素B_2，能防治口腔潰瘍等維生素B_2缺乏症。雞蛋中的優質蛋白質對肝臟組織損傷有修復作用，蛋黃中的卵磷脂可促進肝細胞的再生。醫學專家認為蛋黃中的卵磷脂可以有效防治老年性癡呆症的發生。

🍂 **每餐可吃多少？**

每餐1個為宜。

🍂 **食用禁忌**

1. 蛋黃中膽固醇含量較高，血脂異常症患者不宜多吃。
2. 不宜吃半生不熟的雞蛋。雞蛋要經高溫後再吃，因為高溫能殺死雞蛋易感染的沙門氏桿菌。

家庭醫學小知識

口腔潰瘍總是讓人很困擾，不但進食會痛，而且潰瘍面不易癒合。可以試著取一個生雞蛋洗淨，取出蛋清和蛋黃倒入碗中，取蛋殼，輕輕撕下附著在雞蛋殼內層上的薄膜，儘量撕得大一些，然後，把這層薄膜貼在口腔潰瘍的患處，一般換2～3次，潰瘍面就能癒合。

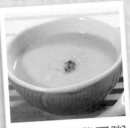

番薯雞蛋粥

食材 ▶ 番薯200克、雞蛋1個、牛奶100克。

做法 ▶ 1.將番薯去皮，燉爛，並搗成泥狀；將雞蛋煮熟之後把蛋黃搗碎。

2.番薯泥加牛奶用小火煮，並不時地攪動，黏稠時放入蛋黃攪勻即可。

療效 ▶ 有利於排便，適合有便秘症狀的寶寶食用。

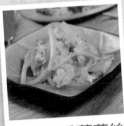

蛋香蘿蔔絲

食材 ▶ 白蘿蔔250克、雞蛋1個（約60克）。

調味 ▶ 蔥花、花椒粉、鹽各適量，植物油5克。

做法 ▶ 1.白蘿蔔擇洗乾淨，切絲；雞蛋打入碗中，攪散。

2.炒鍋倒入植物油燒至五分熱，倒入蛋液，炒熟，盛出。

3.炒鍋留底油，下蔥花、花椒粉炒出香味，放白蘿蔔絲炒熟，加入炒好的雞蛋，用鹽調味即可。

療效 ▶ 健腦益智，提高記憶力，提高免疫力，適合兒童、青少年及易生病的人食用。

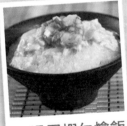

滑蛋蝦仁燴飯

食材 ▶ 熱米飯300克、蝦仁200克、雞蛋1個。

調味 ▶ 植物油、鹽、味精、蔥花、太白粉各適量。

做法 ▶ 1.蝦仁洗淨，去沙線；雞蛋打成蛋液。

2.鍋置火上，倒油燒熱，將蝦仁用溫油炒熟，加適量水、鹽、味精煮至水開後，將蛋液下鍋，稍加攪拌，用太白粉勾芡，即可起鍋淋在熱米飯上，撒上少許蔥花即可。

療效 ▶ 雞蛋可以扶助正氣，蝦可以補腎壯陽、強筋壯骨，適宜男性食用。

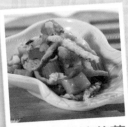

蛋絲拌芹菜

食材 ▶ 雞蛋1個（約60克）、芹菜100克。

調味 ▶ 鹽、雞精、蒜泥、香油各適量，植物油4克。

做法 ▶ 1.芹菜擇洗乾淨，放入開水燙一下，切段。

2.雞蛋打入碗中，攪散，放入油鍋攤成蛋皮，再切成蛋絲，放在芹菜段上。

3.加鹽、雞精、蒜泥和香油調味、拌勻即可。

療效 ▶ 芹菜有很好的降血壓功效，雞蛋營養全面，適宜高血壓患者食用。

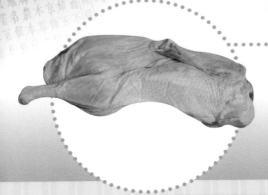

鴨肉

適合體內有熱、上火的人食用

《本草綱目》：「主大補虛勞，最消毒熱，利小便，除水腫，消脹滿，利臟腑，退瘡腫，定驚癇。」

🍂 **性味歸經**
性微寒，味甘、鹹，歸脾、胃、肺、腎經。

🍂 **保健功效**
鴨肉性微寒，可利濕瀉火，特別適合暑熱或乾燥季節體內有熱、上火的人食用。鴨肉有滋補、養胃補腎等作用，體質虛弱、食欲不振、發熱、大便乾燥和水腫的人適宜食用鴨肉。

🍂 **藥理解析**
鴨肉中含有豐富的菸鹼酸，可促進血液循環，有效降低血壓。鴨肉中含有豐富的維生素B群和維生素E，能防治腳氣、消炎殺菌。鴨肉富含維生素D和磷質，有強健骨骼、預防骨質疏鬆的作用。鴨肉具有止咳化痰的功效，肺結核、慢性氣管炎患者適合食用。

🍂 **每餐可吃多少？**
每餐60～80克為宜。（生重）

🍂 **食用禁忌**
1. 鴨肉性涼，脾胃虛寒、經常腹瀉者忌用。
2. 感冒患者不宜食用鴨肉，否則可能會加重感冒的不適症狀。

🍂 本草食療方

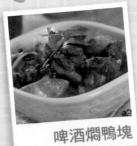

啤酒燜鴨塊

食材 鴨子500克。

調味 啤酒、蔥段、薑片、八角、花椒、鹽、植物油各適量。

做法 1. 鴨子洗淨，斬成塊，加鹽和啤酒醃漬30分鐘。
2. 鍋置火上，倒入植物油，待油溫燒至七分熱，放入蔥段、薑片炒香，倒入鴨塊翻炒均勻，加花椒、八角和適量啤酒，大火燒開後撇去浮沫，轉小火燜煮至鴨塊熟爛，用鹽調味即可。

療效 補虛養身、健脾開胃，適合營養不良及食欲不振的人食用。

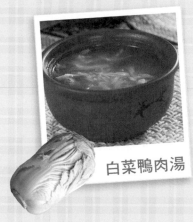

白菜鴨肉湯

食材 大白菜150克、鴨胸肉100克。

調味 蔥花、鹽、雞精、植物油各適量。

做法 1.大白菜擇洗乾淨，切絲；鴨胸肉洗淨，切絲。

2.鍋置火上，倒入植物油，待油溫燒至六分熱，炒香蔥花，放入鴨胸肉翻炒至肉絲發白，加適量清水煮15分鐘，放入大白菜絲煮熟，用鹽和雞精調味即可。

療效 滋陰養胃、利水消腫，孕婦食用後能增強身體的免疫功能，從而提高抗病能力，有利於孕期保健。

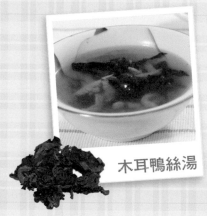

木耳鴨絲湯

食材 鴨脯肉150克、泡發的乾燥木耳50克、雞蛋1個（取蛋清）。

調味 鹽、胡椒粉、料酒、麵粉、味精、白砂糖各適量。

做法 1.鴨脯肉洗淨，切絲，加入鹽、胡椒粉、麵粉、料酒、蛋清漿好，川燙後待用；木耳洗淨，去根，川燙後切絲。

2.鍋置火上，倒入清水燒開，放入鴨肉絲，略煮一會兒，然後放入木耳絲煮開，稍煮一會兒，加入適量鹽和味精調味即可。

療效 通腸潤便，適合便秘者食用。

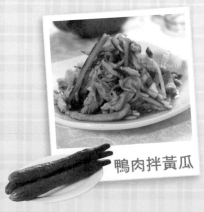

鴨肉拌黃瓜

食材 鴨肉100克、黃瓜250克。

調味 蒜末、鹽、味精、香油各適量。

做法 1.鴨肉洗淨，煮熟，撕成絲；黃瓜洗淨，切成絲。

2.取盤，放入鴨肉絲和黃瓜絲，加鹽、味精、蒜末和香油拌勻即可。

療效 清熱去火，適合有咽乾口渴、食少便乾等上火症狀的人食用。

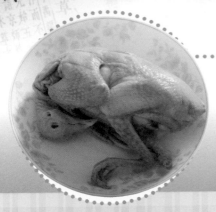

鴿肉

改善血液循環，加快創傷癒合

《本草綱目》：「解諸藥毒，調精益氣，治惡瘡
疥癬、白癜。」

🍂 **性味歸經**

性平，味鹹，歸肝、腎經。

🍂 **保健功效**

鴿肉含有許多人體必需的胺基酸，且易於被人體消化。乳鴿可以改善皮膚細胞活
力，增強皮膚彈性，改善血液循環，使面色紅潤、有光澤。鴿肉還具有補肝壯
腎、益氣補血、清熱解毒的功效，對增強腦力和視力很有好處。

🍂 **藥理解析**

鴿肉中還含有豐富的泛酸，對脫髮、白髮和未老先衰等有很好的療效。乳鴿可促
進體內蛋白質的合成，加快創傷癒合。鴿肝中含有膽素，可幫助利用膽固醇，防
治動脈硬化。鴿肉還具有降低血壓、調整人體血糖的功效，高血壓、糖尿病患者
宜食用。

🍂 **每餐可吃多少？**

每餐60克為宜。（生重）

🍂 **食用禁忌**

鴿肉不宜炒著吃，否則營養成分會流失，最好以清蒸或煲湯為主。

🌿 本草食療方

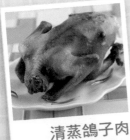

清蒸鴿子肉

食材 鴿子250克。

調味 蔥段、薑片、鹽、味精各適量。

做法 1.宰殺好的鴿子去毛、去內臟，剁掉頭和爪，洗淨，放入沸水
中燙去血水。

2.把鴿子放入一個大碗裡，加蔥段、薑片、鹽和適量水，上蒸
鍋大火蒸1小時，撿去薑片、蔥段，調入味精即可。

療效 促進體內蛋白質的合成，加快創傷癒合，適合手術病人食用。

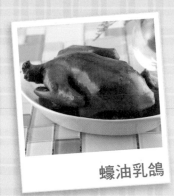

蠔油乳鴿

食材 乳鴿250克。

調味 蔥段、薑片、花椒粉、鹽、太白粉、蠔油、植物油各適量。

做法 1.宰殺好的乳鴿去毛、去內臟，剁掉頭和爪，洗淨，放入沸水中燙去血水。

2.把鴿子放入一個大碗裡，加蔥段、薑片、鹽和適量水，上蒸鍋大火蒸1小時取出，撿去薑片、蔥段。

3.炒鍋倒入植物油燒至七分熱，下蔥段、花椒粉、蠔油炒出香味，將蒸乳鴿時碗裡留下的湯汁煮開，以太白粉勾芡淋在乳鴿上即可。

療效 補腎，可以治療腎精不足引起的身體虛弱，適宜男性腎虛者食用。

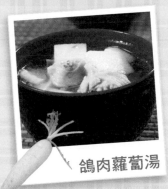

鴿肉蘿蔔湯

食材 鴿子250克、白蘿蔔100克。

調味 蔥花、香菜碎末、花椒粉、鹽、雞精、植物油各適量。

做法 1.宰殺好的鴿子去內臟，洗淨；白蘿蔔洗淨，切塊。

2.湯鍋倒入植物油燒至七分熱，下蔥花、花椒粉炒出香味，放入鴿子，加入適量水燉熟。

3.倒入白蘿蔔塊煮熟，用鹽、雞精、香菜碎末調味即可。

療效 消食、順氣，適合腸胃消化功能不好和易腹脹的人食用。

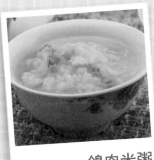

鴿肉米粥

食材 米100克、鴿肉150克、瘦豬肉50克。

調味 薑末、蔥末、料酒、味精、鹽、香油、胡椒粉各適量。

做法 1.將鴿肉和瘦豬肉沖洗乾淨切成小塊；將米淘洗乾淨。

2.將鴿肉與瘦豬肉放入碗中，加入薑、料酒、鹽，上籠蒸至能拆骨為止，去骨後備用。

3.鍋置火上，加入清水，將米放入鍋中，水燒開後，加入鴿肉一同煮，粥成後加入香油、味精、胡椒粉、蔥末即可。

療效 可以幫助女性補腎、養肝，調節內分泌，適合腎虛、乳腺增生及月經不調的女性食用。

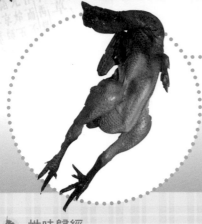

烏雞

延緩衰老，改善貧血症狀

《本草綱目》：「補虛強身，治消渴、婦人病。」

🍂 **性味歸經**

性平，味甘，歸肝、腎經。

🍂 **保健功效**

烏雞低膽固醇、低脂肪，具有滋陰清熱、補肝益腎、健脾止瀉、養血烏髮、滋潤肌膚的作用。食用烏雞可以提高生理機能、延緩衰老、強筋健骨，凡虛勞羸瘦、面瘦、面色無華、產後血虛乳少者，可將它作食療滋補品。

🍂 **藥理解析**

烏雞可促進胰島素分泌、加強胰島素作用、降低血糖，適合糖尿病患者食用。烏雞含有豐富的黑色素，入藥後能使人體內的紅血球和血色素增生，可以改善貧血症狀。烏雞中的維生素E、磷、鐵、鉀、鈉含量高於普通雞肉，對防治骨質疏鬆、佝僂病等有明顯功效。

🍂 **每餐可吃多少？**

每餐100克為宜。（生重）

🍂 **食用禁忌**

不要用高壓鍋燉煮烏雞，使用沙鍋小火慢燉最好，這樣味道更鮮，營養更容易被吸收。

本草食療方

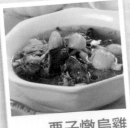

栗子燉烏雞

食材 栗子100克、烏雞500克。

調味 蔥段、薑片、鹽、香油各適量。

做法 1.宰殺好的烏雞洗淨，切塊；栗子去殼取出栗子仁。
2.沙鍋洗淨，放入烏雞塊、栗子仁，加清水（以蓋過雞、栗子仁為宜），加蔥段、薑片小火燉2小時，加鹽和香油調味即可。

療效 滋補肝腎，適合肝病患者及腰膝酸軟的人食用。

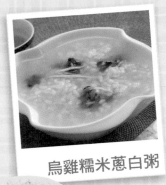

烏雞糯米蔥白粥

食材 烏雞腿1隻、糯米250克。

調味 蔥白、鹽各適量。

做法 1.烏雞腿洗淨,切塊滾燙後撈出洗淨,瀝乾;糯米淘淨,待用;蔥白去鬚,切粒。

2.將滾燙後的烏雞腿塊加4碗清水用大火燒開後,改小火煮15分鐘,然後放入糯米,燒開後改小火煮,糯米煮熟後加入鹽調味,最後放蔥粒燜片刻即可。

療效 補氣養血、安胎止痛,可改善因氣血虛弱造成的胎動。

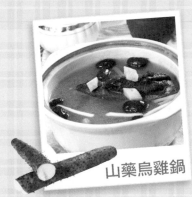

山藥烏雞鍋

食材 山藥100克、烏雞500克。

調味 蔥段、薑片、鹽、植物油各適量。

做法 1.宰殺好的烏雞洗淨,切塊;山藥去皮洗淨,切厚片。

2.取一乾淨沙鍋,放入烏雞塊、山藥片、薑片、蔥段、植物油,小火燉2小時,用鹽調味即可。

療效 烏雞可以降低血糖,山藥中含有黏液蛋白也有降低血糖的作用,適合糖尿病患者食用。

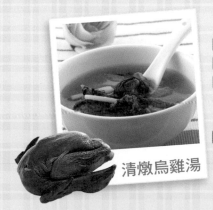

清燉烏雞湯

食材 烏雞700克。

調味 蔥段、薑片、料酒、鹽、味精各適量。

做法 1.烏雞宰殺洗淨,放沸水中川燙,除去血水。

2.把烏雞、料酒、蔥段、薑片放入沙鍋內,用大火燒開後,改小火燉2小時,加入鹽、味精即可。

療效 延緩衰老、補血養氣,適合老年人及氣血兩虛的人食用。

雞肉

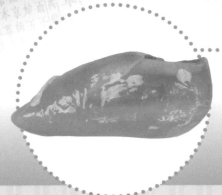

提高對感冒的免疫力

《本草綱目》:「溫中益氣,補虛填精。」

🍂 **性味歸經**

性平、溫,味甘,歸脾、胃經。

🍂 **保健功效**

雞肉營養豐富,具有益五臟、補虛損、健脾胃的功效。此外,雞肉蛋白質含量較高,且易被人體吸收和利用,有增強體力、強壯身體的作用。雞胸脯肉中含有較多的維生素B群,具有恢復體能、保護皮膚的作用。雞翅膀肉中含有豐富的骨膠原蛋白,具有強化血管和肌肉肌腱健康的功能。

🍂 **藥理解析**

雞肉含有較多的不飽和脂肪酸,能夠降低對人體健康不利的低密度脂蛋白膽固醇。雞大腿肉中含有較多的鐵質,可改善缺鐵性貧血。雞肉含有人體必需的多種胺基酸,能提高對感冒的免疫力。

🍂 **每餐可吃多少?**

每餐80～100克為宜。(生重)

🍂 **食用禁忌**

1. 患有痛風症的病人不宜喝雞湯,因雞湯中的普林含量較高,會加重病情。
2. 雞屁股應扔掉不吃。因為雞屁股是淋巴最集中的地方,也是儲存細菌、病毒和致癌物的倉庫。

🌿 本草食療方

冬筍土雞煲

食材 土雞500克、冬筍100克、枸杞適量。

調味 蔥段、香菜段、薑片、料酒、鹽、清湯、植物油各適量。

做法
1. 土雞洗淨,用開水川燙,撈出,洗去血沫,瀝乾;冬筍剝皮去根,切成滾刀塊,用開水川燙撈出,過涼水;枸杞洗淨備用。
2. 鍋內倒入植物油,燒至六分熱,放入薑片、蔥段煸香,放入土雞稍煎。
3. 沙鍋內倒入適量清湯,大火煮沸後放入土雞、冬筍、料酒、枸杞,燒開後小火燜煮1小時,加鹽調味,撒上香菜段即可。

療效 雞肉熱量低、脂肪較少,冬筍利尿通便,適宜減肥者食用。

PART 4 | 水產食療本草

《黃帝內經》中「五畜為益」的論述,也包含了水產的食療
作用。水產類可補充增進主食的不足,滋養人體精血。因
此,中醫認為,水產類為「血肉有情之品,最為補人。」

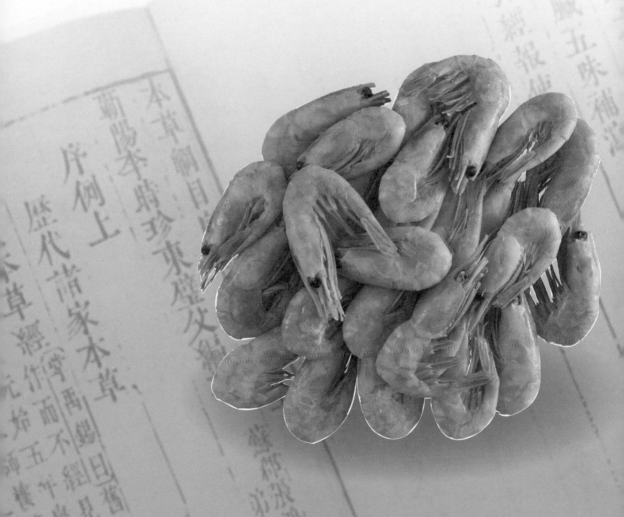

鯽魚

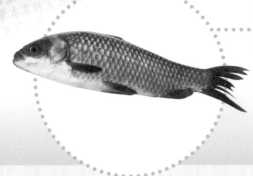

幫助產後婦女通乳

《本草綱目》：「暖脾胃、健脾利濕、補虛通
乳、活血通絡、溫中下氣。」

🍂 **性味歸經**
性平，味甘，歸脾、腎經。

🍂 **保健功效**
常吃鯽魚對肌膚的彈力纖維構成具有很好的強化作用，尤其對壓力、睡眠不足等
精神因素導致的早期皺紋有較好的緩解功效。鯽魚油有利於心血管功能，還可降
低血液黏度，促進血液循環。此外，產後婦女燉食鯽魚湯，可補虛通乳。

🍂 **藥理解析**
常吃鯽魚可增強抗病能力，肝炎、腎炎、高血壓、心臟病、慢性支氣管炎等疾病
患者可經常食用。另外，鯽魚有健脾利濕、和中開胃、活血通絡、溫中下氣的功
效，對脾胃虛弱、水腫、潰瘍、氣管炎、哮喘、糖尿病有很好的滋補食療作用。

🍂 **每餐可吃多少？**
每餐可吃80克。（生重）

🍂 **食用禁忌**
1. 鯽魚不宜和豬肝同食。鯽魚中含有多種生物活性物質，和豬肝同時食用，會降
   低豬肝的營養價值，並容易導致腹痛、腹瀉。
2. 感冒發熱期間不能吃鯽魚，否則會加重病情。

🌿 本草食療方

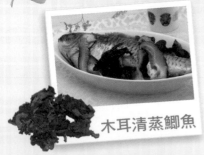

木耳清蒸鯽魚

食材 乾黑木耳25克、乾香菇10克、鯽魚250克。
調味 蔥段、薑片、料酒、植物油、白砂糖、鹽各適量。
做法 1.木耳洗淨，撕成小片；香菇洗淨，去蒂後撕片。
2.將鯽魚放入碗中，加入薑片、蔥段、料酒、白砂
糖、鹽、植物油，然後覆蓋木耳、香菇片，上籠
蒸半小時即可。
療效 補脾消腫、健脾利水，適合脾虛水腫、小便不利者
食用。

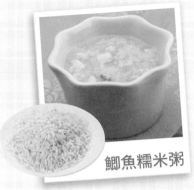

鯽魚糯米粥

食材 鯽魚300克、糯米150克。

調味 生薑末、蔥花、鹽各適量。

做法 1.將鯽魚洗淨切成薄片；糯米洗淨。
2.鍋內加適量清水，放入鯽魚、糯米、生薑末，用中火煮至魚肉爛、糯米開花，調入鹽再煮10分鐘後撒上蔥花即可。

療效 補虛補虧，調養病後體虛食療效果很好。

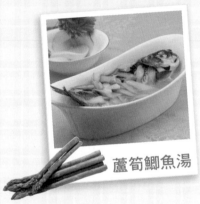

蘆筍鯽魚湯

食材 鯽魚300克、蘆筍30克。

調味 鹽適量。

做法 1.將鯽魚去鱗及內臟，洗淨；蘆筍洗淨，切片。
2.將鯽魚、筍片放入鍋內，加入適量清水，以大火燒開，撇淨浮沫，改用小火慢煮至鯽魚、蘆筍熟，出鍋前加適量鹽調味即可。

療效 解毒透疹，對小兒麻疹、風疹、水痘初起有食療作用。

鯽魚豆腐湯

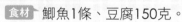

食材 鯽魚1條、豆腐150克。

調味 料酒、香菜段、薑片、鹽、味精、太白粉、香油、植物油各適量。

做法 1.將豆腐洗淨，切成5公釐厚的薄片，用鹽水醃漬5分鐘，瀝乾；鯽魚去鱗、鰓和內臟，洗淨，抹上料酒，用鹽醃漬10分鐘。
2.鍋置火上，倒植物油燒熱，爆香薑片，放入鯽魚，待魚兩面煎黃後加適量水，大火燒開後小火燉25分鐘，再投入豆腐片，加鹽、味精調味，用太白粉勾芡，放上香菜段，淋香油即可。

療效 益氣養血、通乳，是女性產後恢復和乳汁分泌的食療佳品。

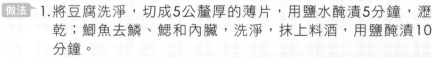

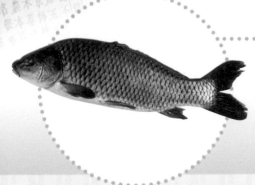

鯉魚

. . . .

對安胎、消腫有益

《本草綱目》：「長於利小便，故能消腫脹、黃疸、腳氣、咳嗽、濕熱病」，還有清熱、解毒、健胃、利尿、安胎、通乳等功效。

🍂 **性味歸經**

性平，味甘，歸脾、腎、肺經。

🍂 **保健功效**

鯉魚可防治低鉀血症，增加肌肉強度。常吃鯉魚對提高視力有益。鯉魚頭對維護大腦營養、增強記憶有益。此外，鯉魚還有通乳的功效，是孕婦的必備食物。

🍂 **藥理解析**

鯉魚的脂肪多為不飽和脂肪酸，能很好地降低膽固醇，可以防治動脈硬化、冠心病。鯉魚有抗過敏、促進傷口癒合的作用。鯉魚對孕婦胎動不安、妊娠性水腫有很好的食療效果。另外，鯉魚可防治糙皮病、口炎、舌炎等，還可以輔助治療末梢血管痙攣、脈絡膜視網膜炎和動脈硬化。

🍂 **每餐可吃多少？**

每餐可吃100克。（生重）

🍂 **食用禁忌**

1. 鯉魚烹調前一定要去淨鯉魚膽，其汁有毒，會引起胃腸不適、肝腎功能衰竭、腦水腫、中毒性休克，嚴重者可致死亡。
2. 鯉魚為發物，凡患有惡性腫瘤、淋巴結核、紅斑性狼瘡、支氣管哮喘、小兒痄腮（即流行性腮腺炎）、血栓閉塞性脈管炎、癰疽疔瘡、蕁麻疹、皮膚濕疹等疾病的人均忌食鯉魚。

本草食療方

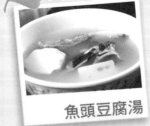

魚頭豆腐湯

食材 鯉魚頭半個、嫩豆腐200克、筍片75克、鮮香菇3朵、枸杞適量。

調味 蔥段、薑片、植物油、白砂糖、椒鹽、料酒、白醋、胡椒粉、味精、香油各適量。

做法 1.鯉魚頭去鱗除鰓，洗淨；嫩豆腐洗淨，切成塊；鮮香菇去柄，洗淨，切片。

2.鍋置火上，倒入植物油燒熱，放入魚頭兩面煎至金黃，放入蔥段、薑片，烹入料酒、白醋，添加1200克水，加入豆腐塊、筍片、香菇片、枸杞，加椒鹽、白砂糖調味，煮沸後小火燉30分鐘，撒胡椒粉、味精，淋香油即可。

療效 健腦益智、強筋健骨，適合腦力工作者、青少年及體力工作者、中老年骨質疏鬆症患者食用。

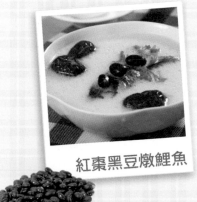
紅棗黑豆燉鯉魚

食材 鯉魚1條（約600克）、紅棗15克、黑豆30克。

調味 薑絲、蔥段、鹽、雞精、料酒、香菜段各適量。

做法 1.將鯉魚處理乾淨，切成段；紅棗、黑豆分別用溫水泡透。

2.鍋置火上，倒油燒熱，放入鯉魚段炸至金黃色撈出控油。

3.取燉鍋一個，倒入適量水，放入鯉魚段、紅棗、黑豆、薑絲、蔥段、料酒燒沸，蓋上燉約1.5小時，調入鹽、雞精，撒香菜段即可。

療效 利水補腎，對小便不利、男性腎虛者及慢性腎炎患者有很好的食療效果。

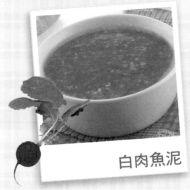
白肉魚泥

食材 鯉魚50克，白蘿蔔、紅蘿蔔各10克。

做法 1.取1/8片的鯉魚煮軟，去皮及骨後搗爛；白蘿蔔、紅蘿蔔分別洗淨，均剁成泥。

2.小鍋中倒入準備好的白蘿蔔泥、紅蘿蔔泥及2杯清水、搗爛的魚肉，用小火煮至黏稠狀即可。

療效 本品易於消化，為兒童提供生長發育必需的營養物質，增強兒童免疫力。

冬瓜鯉魚湯

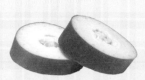

食材 冬瓜260克、鯉魚400克。

調味 料酒、白砂糖、蔥、薑、植物油、鹽、胡椒粉各適量。

做法 1.鯉魚去雜質，洗淨；冬瓜去皮、瓤，切成薄片；蔥、薑洗淨，蔥切段，薑切片。

2.洗淨的鯉魚下油鍋煎至金黃色，鍋中注入適量清水，加入冬瓜、料酒、鹽、白砂糖、蔥、薑同煮至魚熟瓜爛，撿去蔥、薑，用胡椒粉調味即可。

療效 隔天一餐，利水、消腫、下氣、通乳，是孕產婦的食療佳品。

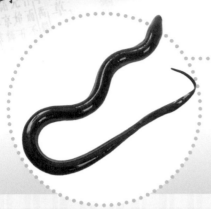

鱔魚

補腦健身又補血

《本草綱目》：「補中益血，補虛損、婦女產後惡露淋瀝、血氣不調、羸瘦，止血，除腹中冷氣、腸鳴又濕痹氣。」

性味歸經
性溫，味甘，歸肝、脾、腎經。

保健功效
食用鱔魚肉有補腦健身的功效，還可以增進視力。常吃鱔魚有很強的補益功能，特別對身體虛弱、病後以及產後的人更為明顯。

藥理解析
鱔魚所含的特種物質「鱔魚素」，能降低血糖和調節血糖，對糖尿病有較好的治療作用，加之所含脂肪極少，因而是糖尿病患者的理想食品。鱔魚還有很好的補血作用，適合貧血或產後失血過多者食用。

每餐可吃多少？
每餐60克為宜。（生重）

食用禁忌
1. 鱔魚不宜過量食用，否則不易消化，還可能引發舊症。
2. 不宜食用生的或未熟透的鱔魚，因鱔魚體內有頜口線蟲和囊蚴寄生蟲。
3. 高血壓、中風後遺症、甲狀腺功能亢進症、活動性肺結核、支氣管擴張以及急性炎症患者均不宜食用。

家庭醫學小知識
如果突然發現半邊的臉動作不靈、嘴巴歪斜，可以試試用鱔魚血調整。將鱔魚血塗於患病一側，30分鐘後洗去，3天後再進行第二次治療，不行請就醫。

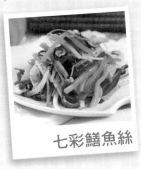

七彩鱔魚絲

食材 鱔魚肉400克，綠豆芽、紅甜椒絲、黃甜椒絲、綠甜椒絲、紅蘿蔔絲、洋蔥絲各20克。

調味 薑片、醬油、白砂糖、麵粉、鹽、植物油各適量。

做法 1. 鱔魚肉洗淨，切絲，用醬油、白砂糖、麵粉和水攪拌均勻，醃漬10分鐘；綠豆芽擇洗乾淨。
2. 鍋置火上，倒入適量植物油，待油溫燒至六分熱，放入鱔魚絲用溫油炒熟，撈出瀝油。
3. 鍋留底油，放入洋蔥絲和薑片炒香，倒入紅甜椒絲、黃甜椒絲、綠甜椒絲、紅蘿蔔絲、綠豆芽翻炒3分鐘，加入鱔魚絲翻炒均勻，用鹽調味即可。

療效 補肝益腎、潤腸活血，適合白髮、髮枯、脫髮及習慣性便秘者食用。

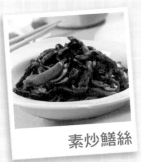

素炒鱔絲

食材 鱔魚400克、香菇30克、洋蔥15克。

調味 醬油、料酒、白砂糖、味精、太白粉、胡椒粉、高湯、鹽、香菜末、植物油各適量。

做法 1. 鱔魚洗淨，去骨切絲；香菇洗淨，切片；洋蔥去皮和蒂，洗淨，切細絲。
2. 炒鍋置火上，倒入油燒熱，放入鱔絲煸炒片刻，放入香菇、洋蔥繼續炒5分鐘左右，盛出，瀝油。
3. 另起一鍋，倒油燒熱，放入鱔絲、洋蔥、香菇，調入鹽、醬油、料酒、白砂糖、味精、胡椒粉、高湯、太白粉翻炒，撒上香菜末即可。

療效 祛血調經，適合婦女產後月經不調、淋漓不盡者食用。

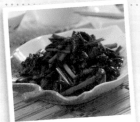

韭菜炒鱔魚絲

食材 韭菜300克、活鱔魚200克。

調味 蒜末、薑絲、雞精、植物油、鹽各適量。

做法 1. 鱔魚宰殺好，去除內臟，沖洗乾淨，取肉，切絲；韭菜擇洗乾淨，切段。
2. 炒鍋置火上，倒入適量植物油，待油溫燒至五分熱，放入鱔魚絲煸熟，加蒜末、薑絲炒香。
3. 放入韭菜段炒3分鐘，用鹽和雞精調味即可。

療效 補陽壯陽，是男性尤其有陽痿、早洩等症狀者的食療佳品。

青椒鱔魚絲

食材 鱔魚肉300克、青椒150克、雞蛋清1個。

調味 蔥末、薑末、蒜末、料酒、醬油、醋、白砂糖、鹽、味精、麵粉、植物油各適量。

做法 1. 鱔魚肉斜刀切絲，用蛋清、麵粉、鹽、料酒拌勻；青椒洗淨，切細絲；用醋、醬油、料酒、太白粉、白砂糖、味精調成汁。
2. 油鍋燒至五分熱，將鱔魚絲、青椒絲入鍋滑散，撈出瀝油。
3. 熱油中放入蔥末、薑末、蒜末煸炒出味，倒入滑好的鱔魚絲、青椒絲略炒，加入調好的汁，翻炒幾下即可。

療效 祛風除濕、壯骨溫胃，適合風濕性關節炎、腰肌勞損、胃寒腹痛者食用。

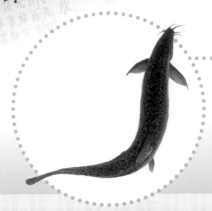

泥鰍

水中的抗菌消炎藥

《本草綱目》：「暖中益氣」，能解渴、解酒、利小便、壯陽、收痔。

🍂 **性味歸經**

性平，味甘，歸脾、肝經。

🍂 **保健功效**

泥鰍被譽為「水中人參」，不但味道鮮美，而且營養豐富。中醫認為，泥鰍能暖中益氣、祛濕止瀉、滋陰清熱、暖脾胃、通絡、補益腎氣、止虛汗。另外，泥鰍脂肪含量較低，膽固醇更少，屬高蛋白低脂肪食品，且含一種不飽和脂肪酸，有利於人體抗血管衰老，對老年人和心血管患者有益。

🍂 **藥理解析**

泥鰍肉能解毒收痔。生泥鰍表面的那層黏液具有較強的抗菌消炎作用，對丹毒、癰腫等各種急性炎腫有療效。近來人們實踐中發現泥鰍還可促進黃疸和轉氨酶下降，能輔助治療急、慢性肝炎和膽囊炎。

🍂 **每餐可吃多少？**

每餐可吃80克。（生重）

🍂 **食用禁忌**

1. 服用螺內酯、氨苯蝶啶以及補鉀藥物時不宜食用泥鰍，因為泥鰍含鉀量較高，如果在服用以上藥物時吃泥鰍，可導致高血鉀症。
2. 泥鰍不宜與毛蟹同食，會引起中毒。

家庭醫學小知識

晚上睡覺如果有出汗，一覺起來大汗淋漓，但醒來就好了，這是一種盜汗現象。可以用泥鰍湯改善。泥鰍100克，用溫水洗淨黏液，去頭尾、腸雜，用植物油煎黃，加水煎至大半碗，加鹽少許，喝湯吃肉，每日一次，連服3天。

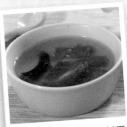

泥鰍湯

食材　活泥鰍3〜5條。

調味　鹽、植物油各適量。

做法　1.活泥鰍宰殺,去鰓和內臟,沖洗乾淨,切段。
　　　2.鍋置火上燒熱,倒入適量植物油,放入泥鰍段略煎,加入適量溫水大火燒沸,轉小火煮至湯濃,加鹽調味,取湯汁飲用即可。

療效　治小孩睡覺時容易出虛汗,每週喝2次。

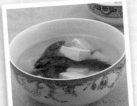

泥鰍燉豆腐

食材　活泥鰍250克、豆腐1/2塊。

調味　蔥段、薑片、鹽、植物油各適量。

做法　1.活泥鰍宰殺,去鰓和內臟,沖洗乾淨;豆腐洗淨,切塊。
　　　2.鍋置火上燒熱,倒入適量植物油,放入泥鰍段略煎,淋入適量清水,放入豆腐、蔥段、薑片,大火煮開後轉小火煮至湯色發白,加少許鹽調味即可。

療效　補益脾胃、暖中益氣、固腰護腎,對腰酸腰痛、男女性功能下降等有一定的改善作用。

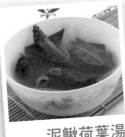

泥鰍荷葉湯

食材　活泥鰍250克、新鮮荷葉100克。

調味　蔥段、薑片、鹽、植物油各適量。

做法　1.活泥鰍宰殺,去鰓和內臟,沖洗乾淨;荷葉剪成小片,洗淨。
　　　2.鍋置火上燒熱,倒入適量植物油,放入泥鰍段略煎,淋入適量溫水大火燒沸,放入荷葉、蔥段、薑片,轉小火煮至泥鰍熟透,加少許鹽調味即可。

療效　能消渴,適宜糖尿病口渴症狀嚴重的患者。

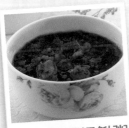

芝麻黑豆泥鰍粥

食材　活泥鰍3條、乾燥黑豆25克、熟黑芝麻15克、米75克。

做法　1.活泥鰍宰殺,去鰓和內臟,沖洗乾淨,取魚肉切丁;乾燥黑豆洗淨;熟黑芝麻碾碎;米淘洗乾淨。
　　　2.鍋置火上,倒入適量清水燒開,放入米和黑豆煮至八分熟,加泥鰍肉煮至米和黑豆爛熟粥稠,撒上黑芝麻碎末即可。

療效　補腎、壯陽,適合男性陽痿患者食用。

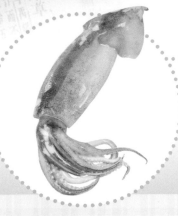

魷魚

有效防治貧血

《本草綱目》：「能治赤痢、風痰」，能治便血痢疾、咳嗽咯痰，還有滋陰養胃、補虛潤膚的功效。

🍂 **性味歸經**

性涼，味甘、鹹，歸肝、腎經。

🍂 **保健功效**

魷魚對肝臟具有解毒、排毒功效，有助於身體抗疲勞。魷魚還有調節血壓、保護神經纖維活化細胞的作用，經常食用魷魚能延緩身體衰老。同時魷魚脂肪含量極低，對怕胖的人來說，吃魷魚是一種好的選擇。魷魚有很好的滋補價值，尤其對產婦有較強的滋補、健身作用。

🍂 **藥理解析**

魷魚中含有豐富的微量元素，對骨骼發育和造血十分有益，可預防貧血，同時魷魚能補充腦力、預防老年癡呆症等。現代醫學通過研究發現，魷魚中雖然膽固醇含量較高，但同時含有一種物質——牛磺酸，而牛磺酸有抑制膽固醇在血液中蓄積的作用。

🍂 **每餐可吃多少？**

每餐可吃30～50克。（生重）

🍂 **食用禁忌**

1. 魷魚含膽固醇較多，故血脂異常症、高膽固醇血症、動脈硬化等心血管病及肝病患者應慎食。

2. 吃魷魚時不宜喝啤酒，否則容易引發痛風。

本草食療方

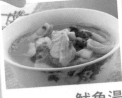

魷魚湯

食材 魷魚200克。

調味 鹽、料酒、醬油、香菜、味精、胡椒粉各適量。

做法 1.將魷魚切成1公分寬的十字花，剁成2公分寬、3公分長的塊狀盛在盤內；香菜洗淨，切末。

2.鍋內放水，待水沸，下魷魚燙透倒出，再將鍋放水加鹽、

料酒、醬油、味精、胡椒粉，水沸後去沫，加
入魷魚，再次沸騰後撒入香菜末即可。

療效 ▸ 養心安神，對於神經衰弱的治療十分有利。

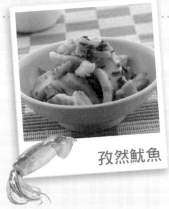

孜然魷魚

食材 ▸ 鮮魷魚1隻。

調味 ▸ 醋、料酒、孜然、蔥末、薑片各適量。

做法 ▸ 1.將魷魚洗淨，切成花刀片，放在沸水中川燙一
　　下，撈出瀝乾。

2.鍋中放油燒熱，放入蔥末、薑片爆香後，倒入
　魷魚快速翻炒，再放入醋、料酒、孜然，將魷
　魚炒熟透即可。

療效 ▸ 適合懷孕早期的孕婦食用，對胎兒的骨骼發育和
造血十分有益。

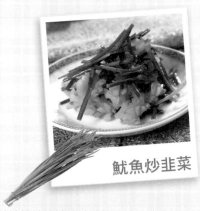

魷魚炒韭菜

食材 ▸ 鮮魷魚300克、韭菜200克。

調味 ▸ 鹽、料酒、味精、醬油、蔥末、薑絲、蒜末、太
白粉、香油、植物油各適量。

做法 ▸ 1.魷魚收拾乾淨，洗淨，切絲，在沸水中川燙一
　　下，撈出，瀝乾；韭菜洗淨，切段待用。

2.炒鍋置火上，倒入植物油燒熱，放入蔥末、薑
　絲、蒜末煸香，倒入魷魚絲翻炒。

3.魷魚快熟時，調入醬油、鹽、味精、料酒，放
　入韭菜，用太白粉勾芡，淋入香油即可。

療效 ▸ 滋陰補陽，適合性功能低下的男性、女性食用。

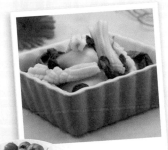

山楂魷魚卷

食材 ▸ 魷魚300克、山楂100克、油菜心30克。

調味 ▸ 蔥花、姜末、太白粉、植物油、鹽、味精、料酒
各適量。

做法 ▸ 1.將魷魚洗淨，在內膜劃十字花刀，切條，入沸
　　水中燙成魷魚卷，撈出過涼水，瀝水；山楂洗
　　淨，去核切片；油菜心洗淨。

2.炒鍋置火上，加入植物油，燒至五分熱，下蔥
　花、薑末煸出香味，加入魷魚卷、山楂片、油
　菜心翻炒，加入料酒、味精、鹽和少許水炒
　勻，用太白粉勾芡即可。

療效 ▸ 開胃消食，適合無食欲、胃口不好、偏食、厭食
的兒童和消化能力差的老人食用。

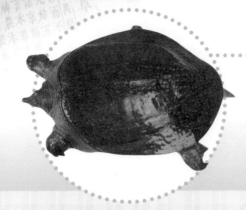

甲魚

增強身體免疫功能的滋補品

《本草綱目》：「滋補肝腎，益氣補虛」，還有除熱散解、健骨、滋陰壯陽的功效。

🍂 **性味歸經**

性平，味甘，歸脾、胃、肝經。

🍂 **保健功效**

甲魚（鱉）可抑制腫瘤細胞的生長，增強身體的免疫功能。甲魚能夠促進精子生長，維持正常的生殖功能。甲魚龜板含有皮膚所需要的各種胺基酸，有養顏護膚、美容健身的功效。此外，吃適量甲魚還有利於產婦身體恢復及提高母乳品質。

🍂 **藥理解析**

甲魚有較好的淨血作用，常吃可降低血膽固醇，因而對高血壓、冠心病患者有益。甲魚肉及其提取物能有效地預防和抑制肝癌、胃癌、急性淋巴性白血病，並用於防治因放療、化療引起的虛弱、貧血、白血球減少等症。

🍂 **每餐可吃多少？**

每餐可吃30克。（生重）

🍂 **食用禁忌**

1. 孕婦或產後虛寒、脾胃虛弱、腹瀉或患有慢性腸炎、慢性痢疾者忌食甲魚，肝炎患者慎食。
2. 不要多吃、久吃甲魚，要防止「滋膩礙脾」，影響正常的消化功能。

本草食療方

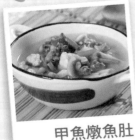

甲魚燉魚肚

食材 甲魚1隻、魚肚50克。

調味 料酒、姜片、蔥段、鹽、胡椒粉各適量。

做法
1. 將甲魚宰殺，除去內臟、頭、尾及爪；魚肚用熱水悶透，切4公分見方的塊。
2. 把魚肚、甲魚放燉鍋內，加入水、薑片、蔥段、料酒、胡椒粉，置大火上燒沸，再用小火燉煮 50分鐘，加入鹽攪勻即可。

療效 每天分成兩次食用，滋養胃陰，尤其適合胃潰瘍、胃陰虛、胃部灼痛、形體消瘦者食用。

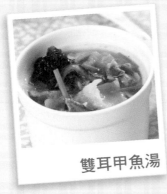

雙耳甲魚湯

食材 甲魚1隻，乾銀耳、乾黑木耳各30克。

調味 蔥段、薑片、鹽、味精、料酒、香油各適量。

做法 1. 甲魚宰殺後，放入沸水鍋內川燙透，取出刮淨
背殼黑黏膜，剁成塊；銀耳、黑木耳用溫水泡
發，擇洗乾淨，掰成小朵。

2. 湯鍋放在火上，倒入清水，放入甲魚塊、銀耳、
黑木耳，加入蔥段、薑片、鹽、料酒，用大火燒
沸，撇去浮沫，轉用小火燉至甲魚肉熟爛，去掉
蔥段、薑片，加入味精、香油調味即可。

療效 補虛養身、養血、潤膚美容，適合女性、陰虛火
旺、肌膚不潤、面色無華、眼角魚尾紋多者食用。

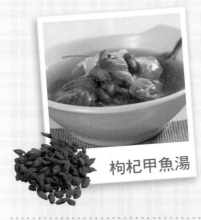

枸杞甲魚湯

食材 甲魚1隻、枸杞15克。

調味 蔥段、薑片、花椒、料酒、鹽、雞湯各適量。

做法 1. 將活甲魚宰殺，瀝淨血水，去頭及內臟，洗淨，
將甲魚放入沸水中燙3分鐘，撈出，刮去裙邊上
黑膜，剁去爪和尾，去背板、背殼，切塊。

2. 甲魚肉放入蒸盆中，加入枸杞、鹽、料酒、花
椒、薑片、蔥段、雞湯，蓋上背殼，入籠蒸1小
時取出，趁熱服食即可。

療效 滋補肝腎、益氣補虛，適宜更年期綜合症和各種
肝病患者食用。

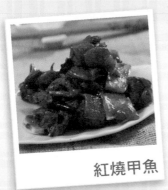

紅燒甲魚

食材 甲魚1隻（約500克）。

調味 蔥花、薑片、醬油、白砂糖、鹽、雞精、植物油
各適量。

做法 1. 甲魚宰殺，放淨血，去除內臟，刮掉黑皮，斬
掉爪尖，洗淨，入沸水中川燙透，撈出，揭下
龜殼，剁塊，用水洗淨浮沫。

2. 炒鍋置火上，倒入適量植物油，待油溫燒至七分
熱，放蔥花、薑片炒香，放入甲魚塊翻炒均勻。

3. 加醬油、白砂糖和適量清水燒至甲魚熟透，
待鍋中留有少量湯汁並黏稠，用鹽和雞精調
味即可。

療效 固表生肌、補中益氣、滋陰養血，適宜皮膚潰瘍
及產後失血過多、陰血虧損者食用。

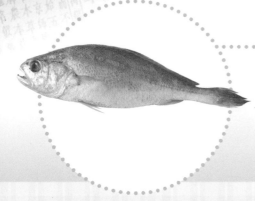

黃魚

能有效降低心血管疾病的發病率

《本草綱目》：「明目、安神、益氣、健脾開胃」，還有止痢、益氣填精等功效。

性味歸經

性平，味甘，歸腎、胃經。

保健功效

黃魚有開胃、益氣、明目、安心神以及加強生殖力與生命活力的作用。黃魚對人體有很好的補益作用，對貧血、失眠、頭暈、食欲不振及婦女產後體虛有良好療效，對體質虛弱者和中老年人來說，食用黃魚也會收到很好的食療效果。

藥理解析

常吃黃魚能有效降低高血壓和心臟病的發病率。黃魚能清除人體代謝產生的自由基，對各種癌症有預防和輔助治療的功效。黃魚還有特殊的止血功能，可用於治療吐血、崩漏（血崩）、外傷出血等病症。

每餐可吃多少？

每餐可吃80～100克。（生重）

食用禁忌

1. 黃魚是發物，哮喘病人和過敏體質的人應慎食。
2. 黃魚屬於近海魚，易受污染，所以盡可能地不要吃或少吃魚頭、魚皮和內臟。

本草食療方

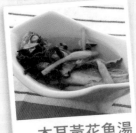

木耳黃花魚湯

食材	黑木耳15克、乾燥金針（黃花菜）30克、小黃魚300克。
調味	植物油、鹽、味精、料酒、蔥花、薑末各適量。
做法	1.把黃魚去雜，洗淨，入油鍋略炒，撈出；金針、黑木耳泡發，切段。 2.將金針、黑木耳和黃魚加水煮爛，加蔥花、薑末、鹽、料酒、味精略煮即可。
療效	氣血雙補，適合氣血兩虧、月經不調者食用。

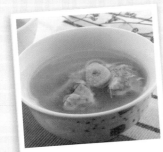

食材 小黃魚150克、大蒜30克。

調味 鹽、味精各適量。

做法 1.將小黃魚洗淨,切塊;大蒜切片。

2.小黃魚、蒜片入鍋加水適量,用大火煮沸至小黃魚熟透,加入鹽、味精即可。

療效 保護肝臟,對急性黃疸型肝炎患者有很好的食療效果。

黃魚煮大蒜頭

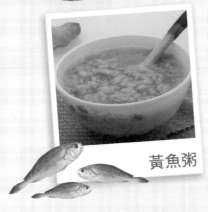

食材 大黃魚500克、米300克。

調味 薑絲、香菜、蔥花、植物油、鹽各適量。

做法 1.米淘洗乾淨,放入沸水鍋中煮粥;將大黃魚刮洗乾淨,加鹽醃好。

2.將黃魚放油鍋中煎至兩面焦黃時,加一碗清水熬至熟後取出,剔下魚肉,放回骨頭熬成魚湯加入粥中,魚肉加熱油和生油拌勻,粥好時,放入魚肉,煮沸,加入適量薑絲、香菜、蔥花調味即可。

療效 補虛養身,適合術後、病後體虛者食用。

黃魚粥

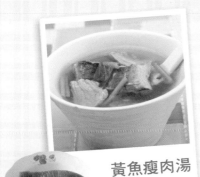

食材 大黃魚480克、五花肉160克。

調味 鹽、醬油、味精、料酒、胡椒粉、香菜、蔥絲、薑絲、植物油各適量。

做法 1.香菜擇洗淨,切段;五花肉去皮,切成片;大黃魚去鰓、鱗、內臟洗淨,切成4段。

2.鍋內放入熟油,用中火將魚煎透,取出,底油燒熱,放入蔥絲、薑絲、鹽,隨即放入豬肉片略炒,注入開水,放入醬油、鹽、料酒、胡椒粉煮沸,湯沸時放下魚塊熬至熟爛時,加入味精、香菜段即可。

療效 健胃消食、滋陰潤燥,適合食欲不振、消化不良、咽乾咳嗽者食用。

黃魚瘦肉湯

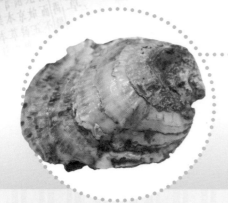

牡蠣

既能營養皮膚又能有效改善疲勞症狀

《本草綱目》：「多食之，能細潔皮膚、補腎壯陽，並能治虛、解丹毒」、「細肌膚，美容顏」，另有降血壓和滋陰養血、健身壯體等功效。

🍃 **性味歸經**

性微寒，味鹹，歸肝、膽、腎經。

🍃 **保健功效**

牡蠣具有營養皮膚的作用，對女性美膚、秀髮尤為有益，還有益智、降脂、促進膽固醇分解的作用。牡蠣可以除去體內的有毒物質。牡蠣中的肝糖元在被人體吸收後能迅速轉化為能量，能有限地改善疲勞症狀。牡蠣對鈣的攝入非常有益。此外，牡蠣還有一定的促進乳汁分泌功效，是產婦的保健佳品。

🍃 **藥理解析**

牡蠣中的氨基乙磺酸有降低血膽固醇濃度的作用，因此可預防動脈硬化。牡蠣有明顯的保肝利膽作用，是防治孕期肝內膽汁淤積症的良藥。牡蠣有益於預防骨質疏鬆症，其提取物有明顯抑制血小板聚集的作用，對血脂異常症、高血壓病人有很好的食療效果。

🍃 **每餐可吃多少？**

每餐可吃15～30克。（生重）

🍃 **食用禁忌**

1. 牡蠣不宜與糖同食，否則會阻礙牡蠣中銅的吸收，降低其營養價值。
2. 牡蠣易引發皮膚過敏，因此慢性皮膚病患者應忌食。牡蠣性寒，脾胃虛寒、遺精早洩者不宜多吃。

本草食療方

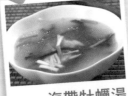

海帶牡蠣湯

食材 乾燥海帶300克、牡蠣50克。

調味 薑絲、蔥段、鹽、雞精、醋、高湯各適量。

做法 1.乾燥海帶洗淨，切成寬1公分、長2公分的片；牡蠣洗淨泥沙。

2.沙鍋中放入海帶、薑絲、蔥段，加入高湯、少許醋燒

沸,改小火將海帶煲至熟爛,放入牡蠣煮沸,最後加鹽、雞精調味即可。

療效▶ 清熱解毒、去脂降壓,適合前列腺炎、尿道炎、高血壓患者食用。

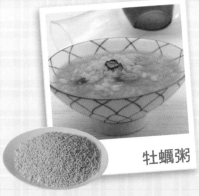

牡蠣粥

食材▶ 牡蠣200克、小米100克。

調味▶ 薑絲、蔥末、料酒、白胡椒粉、植物油、鹽各適量。

做法▶ 1.小米淘洗乾淨,加適量植物油、鹽和水,浸泡30分鐘;牡蠣用少量的料酒、白胡椒粉、鹽拌勻入味。

2.把泡好的小米放入鍋中,大火煮沸,轉小火再煮40分鐘,粥軟爛濃稠時,放入牡蠣,再煮10分鐘,出鍋前加薑絲、蔥末調味即可。

療效▶ 補腎壯陽,此粥對男性陽痿、早洩等性功能障礙者有很好的食療效果。

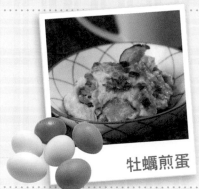

牡蠣煎蛋

食材▶ 去殼牡蠣50克、雞蛋1個。

調味▶ 蔥花、花椒粉、植物油、鹽各適量。

做法▶ 1.牡蠣洗淨;雞蛋打入碗內,打散,放入牡蠣、蔥花、花椒粉、鹽,攪拌均勻。

2.鍋置火上,倒入適量植物油,待油溫燒至六分熱,淋入蛋液煎至兩面呈金黃色即可。

療效▶ 強健骨骼,促進兒童骨骼生長發育,預防佝僂病。

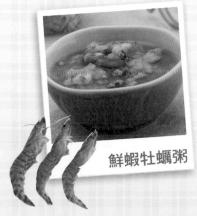

鮮蝦牡蠣粥

食材▶ 鮮蝦30克、牡蠣200克、糯米100克、五花肉50克。

調味▶ 鹽、料酒、胡椒粉、蔥白末、香油各適量。

做法▶ 1.將糯米淘洗乾淨;鮮牡蠣取肉漂洗乾淨剁碎;鮮蝦取蝦仁洗淨;五花肉切成細絲備用。

2.將糯米放入鍋內用清水煮沸,待米粒開花時加入五花肉絲、牡蠣肉碎、蝦仁、料酒、鹽、胡椒粉、蔥白末,繼續燜煮10分鐘,淋上香油即可。

療效▶ 潤澤皮膚,女性食用有很好的美容養顏、抗衰老的食療功效。

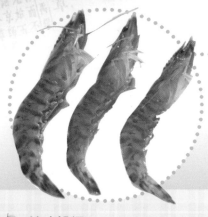

蝦

保護心血管系統，預防高血壓及心肌梗塞

《本草綱目》：「下乳汁」、「壯陽」，開胃祛痰、延年益壽。

性味歸經
性微溫，味甘，歸肝、腎經。

保健功效
常吃蝦能增強身體免疫力，抑制腫瘤，預防癌症，還能緩解運動疲勞，保護眼睛和神經中樞系統。對於女性來說，吃蝦還能有效清除引起皮膚老化的自由基，防止皮膚老化。

藥理解析
常吃蝦能很好地保護心血管系統，可減少血液中膽固醇的含量，防止動脈硬化，同時還能擴張冠狀動脈，有利於預防高血壓及心肌梗塞。另外，蝦皮有鎮靜作用，常用來治療神經衰弱、植物神經功能紊亂等症，老年人常吃蝦皮，還可預防自身因缺鈣所致的骨質疏鬆症。

每餐可吃多少？
每餐可吃30～50克。（生重）

食用禁忌
1. 吃蝦易引起過敏，因此過敏性疾病患者，如過敏性鼻炎、支氣管炎、反復發作性過敏性皮炎等患者不宜吃蝦。
2. 吃海蝦後，1小時內不要食用冷飲及葡萄、石榴、山楂、柿子等含鞣酸的水果，不然容易出現腹痛、嘔吐、噁心等不適症狀。

本草食療方

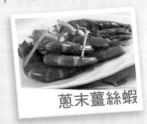

蔥末薑絲蝦

食材 明蝦500克。

調味 鹽、植物油、醬油、料酒、白砂糖、蔥末、薑絲各適量。

做法
1. 明蝦剪掉鬚、腿，洗淨，瀝乾待用。
2. 炒鍋置火上，倒油燒熱，放入明蝦翻炒至蝦色變紅，加入薑絲、料酒、鹽、醬油、白砂糖繼續翻炒，明蝦熟後撒蔥末即可。

療效 補腎壯陽，男、女性功能低下和性功能障礙者食用效果甚佳。

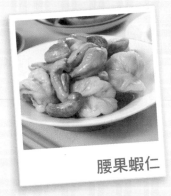

腰果蝦仁

食材 鮮蝦仁300克、腰果80克、竹筍20克、蛋清一份。

調味 蔥末、薑絲、鹽、味精、料酒、太白粉、香油、植物油各適量。

做法 1.蝦仁洗淨，擠水，用鹽、味精、太白粉、蛋清拌勻上漿，醃漬；竹筍洗淨，切丁。

2.將料酒、味精、太白粉、鹽及清水調製成調味醬。

3.炒鍋置火上，倒入植物油燒熱，放入腰果炸熟，撈出，瀝油。

4.鍋留底油燒熱，倒入蔥末、薑絲煸香，放入竹筍、蝦仁略炒片刻，烹入調味醬翻炒均勻，將炸好的腰果撒在上面，滴上香油即可。

療效 通血脈、通乳，適合產婦食用。

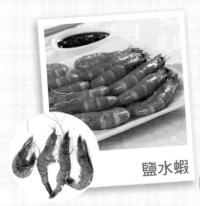

鹽水蝦

食材 鮮蝦500克。

調味 蔥段、薑片、鹽、料酒、花椒各適量。

做法 1.鮮蝦剪鬚、腿，洗淨備用。

2.鍋中倒入適量清水，放入所有調味料，大火煮沸，撇浮沫後放入蝦煮熟，撈出，放涼。

3.剩下的湯去掉蔥段、薑片、花椒，冷卻後將蝦倒回原湯浸泡入味，食用時，將蝦擺盤，淋上少許原湯即可。

療效 益智增高，適合3歲以上兒童食用。

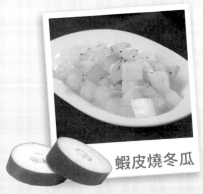

蝦皮燒冬瓜

食材 蝦皮5克、冬瓜250克。

調味 蔥花、花椒粉、鹽、雞精、植物油各適量。

做法 1.蝦皮洗淨；冬瓜去皮除瓤，切塊。

2.炒鍋置火上，倒入適量植物油，待油溫燒至七分熱時放入蔥花和花椒粉炒香，倒入蝦皮和冬瓜翻炒均勻，加適量清水，燒至冬瓜熟透，用鹽和雞精調味即可。

療效 排毒減肥、通便，經常便秘者常飲此湯，可清腸胃，排出體內毒素，同時減肥瘦身。

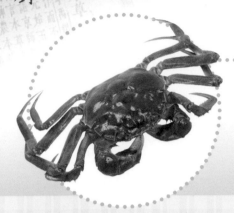

螃蟹

滋補作用強，可延年益壽

《本草綱目》：「舒筋益氣、理胃消食、通經絡、散諸熱、散淤血。」

🍃 性味歸經

性寒，味鹹，歸肝、胃經。

🍃 保健功效

螃蟹營養豐富，對身體有很好的滋補作用，有延年益壽的功效。螃蟹中含有豐富的DHA，能夠促進大腦發育，提高智力。螃蟹還可以清除人體內的自由基，抗氧化，增強免疫功能。

🍃 藥理解析

螃蟹對於淤血、損傷、黃疸、腰腿酸痛和風濕性關節炎等疾病有一定的食療效果。螃蟹還有抗結核作用，吃蟹對結核病的康復大有裨益。此外，常吃螃蟹還可降低動脈硬化、高血壓、心臟病、腦中風發生的危險機率。

🍃 每餐可吃多少？

每餐可吃80克。（生重）

🍃 食用禁忌

1. 不可食用生或未煮熟的螃蟹，以免損害身體健康。
2. 吃螃蟹不可飲用冷飲，否則會導致腹瀉。也不宜與茶水同食，吃蟹時和吃蟹後1小時內忌飲茶水。
3. 螃蟹性寒，脾胃虛寒、腹痛、風寒感冒未癒、懷孕婦女、寒性痛經者忌食。

🌿 本草食療方

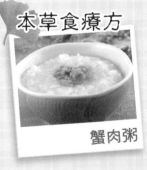

蟹肉粥

食材	螃蟹1隻、米50克。
調味	薑絲、醋、醬油各適量。
做法	1.取出蟹肉和蟹黃；米淘洗乾淨。 2.將米放入鍋內，加水適量，大火煮沸，轉小火慢燉，加入蟹肉和蟹黃，放入適量的薑絲、醋和醬油，稍煮即可。
療效	滋養氣血，接骨續筋，骨折期間食用，可促進斷骨癒合。

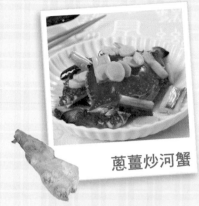

蔥薑炒河蟹

食材 河蟹500克，蔥段、薑片各30克。

調味 鹽、料酒、胡椒粉、白砂糖、麵粉、植物油各適量。

做法 1.將河蟹收拾乾淨，斬成塊，蟹鉗敲出裂紋，放鹽拌勻，在斷口處蘸少許麵粉，放入八分熱油鍋炸至熟透成金黃色，撈出。

2.鍋內留底油，下蔥段、薑片炒出香味，烹料酒，放入河蟹翻炒，再放入胡椒粉、白砂糖，添少許湯翻炒，用太白粉勾薄芡即可。

療效 滋陰清熱、活血化淤，適合陰虛體質又易生瘡的患者及跌打損傷者食用。

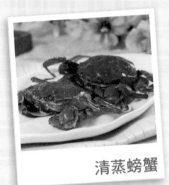

清蒸螃蟹

食材 螃蟹2隻。

調味 醋、白砂糖、味精、香油、生薑各適量。

做法 1.準備好一個裝螃蟹的容器，把螃蟹放進去，加些清水，水剛淹到螃蟹的一半，放一晚上，讓螃蟹吐盡體內泥沙。

2.蒸蟹前，先用刷子把關節處刷洗乾淨，再用乾淨的棉線將螃蟹綁住，放在盤中擺好。

3.薑洗淨，切成兩半，一半切片（5片），另一半切薑末，將薑片放在螃蟹上，端到蒸鍋上蒸熟。

4.鍋置火上，倒入醋和薑末，燒沸，關火，加白砂糖、味精、香油，製成蘸料，放在碗碟裡即可。

療效 活血化淤，適合跌打損傷和關節炎患者食用。

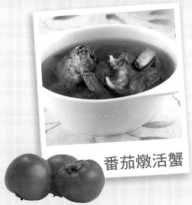

番茄燉活蟹

食材 海蟹2隻、番茄200克。

調味 蔥、薑、香菜、料酒、鹽、味精、植物油、花椒油、胡椒粉各適量。

做法 1.活蟹宰殺洗淨，剁成塊，蟹殼洗淨，留殼內的蟹黃；番茄去皮、蒂，切滾刀塊；香菜剁成末，待用。

2.鍋內加油燒熱，放入蔥、薑煸出香味，加入蟹塊翻炒，隨即烹入料酒，加水、鹽、花椒油、胡椒粉，蟹燒至八分熟時，將番茄另起鍋略炒幾下，隨即加入蟹鍋中同燉，至蟹熟，淋花椒油，撒香菜末即可。

療效 滋陰養顏，女性常吃可潤澤肌膚，延緩衰老。

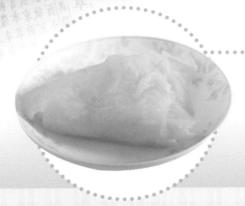

海蜇皮

腸胃的清道夫

《本草綱目》：「主治婦人勞損，積血帶下，小兒風疾丹毒，燙火傷」，能清熱解毒、化痰軟堅、降壓消腫。

🌿 **性味歸經**

性涼，味鹹，歸肝、腎經。

🌿 **保健功效**

海蜇皮含有類似於乙醯膽鹼的物質，能擴張血管。海蜇皮還是很好的保健食品，具有消痰散氣、潤腸消積等功能，特別是從事理髮、紡織、食品加工等與塵埃接觸較多的工作人員，常吃海蜇皮可以去塵積、清腸胃，保障身體健康。

🌿 **藥理解析**

海蜇皮能軟堅散結、行淤化積、清熱化痰，對氣管炎、哮喘、胃潰瘍、風濕性關節炎等疾病有益，並有防治腫瘤的作用。食用海蜇皮還對防治動脈粥樣硬化有一定功效。海蜇皮還有降低血壓的作用，適合高血壓患者食用。此外海蜇皮還有阻止傷口擴散的作用。

🌿 **每餐可吃多少？**

每餐可吃40～50克。（生重）

🌿 **食用禁忌**

海蜇皮性涼，脾胃虛寒者忌食，否則易造成腹痛、腹瀉等身體不適。

🌿 本草食療方

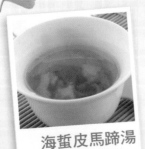

海蜇皮馬蹄湯

`食材` 海蜇皮100克、荸薺250克。

`調味` 料酒、鹽、蒜蓉、薑片、蔥段、胡椒粉各適量。

`做法` 1.海蜇皮洗淨切細絲；荸薺洗淨去皮切薄片。

2.沙鍋中注入清水適量，放入海蜇皮絲、荸薺片、蒜蓉、鹽、料酒、薑片、蔥段，煮至海蜇皮、荸薺熟，撿出蔥、薑，撒上胡椒粉即可。

`療效` 清熱去火、消食開胃，口腔潰瘍、消化不良時食用有較好的食療功效。

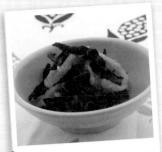

木耳拌海蜇皮

食材 海蜇皮皮250克、乾木耳50克。

調味 蔥花、蒜泥、醬油、醋、味精、香油各適量。

做法 1.海蜇皮和木耳泡發後，洗淨切絲，用開水燙熟後，撈出，盛入盤中，放涼備用。

2.將醬油、醋、味精、香油、蔥花、蒜泥澆入放涼後的海蜇皮和木耳絲盤中拌勻即可。

療效 潤腸，美膚嫩白，並能降壓，適合孕期便秘、皮膚粗糙的女性和高血壓患者食用。

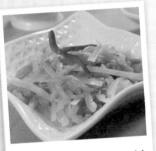

涼拌海蜇皮菜心絲

食材 海蜇皮150克、菜心250克。

調味 芝麻醬、鹽各適量。

做法 1.將海蜇皮切細，用涼開水浸泡2～4小時撈出擠乾水分；菜心切成細條，鹽漬15分鐘擠乾水分。

2.將海蜇皮絲和菜心絲同放盤內，加芝麻醬和鹽拌勻調味即可。

療效 止咳化痰，對兒童咳嗽有很好的食療效果。

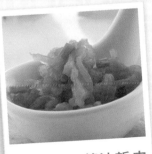

蔥油蜇皮

食材 海蜇皮400克。

調味 植物油、香油、鹽、味精、白砂糖、醋、蔥各適量。

做法 1.海蜇皮放入清水中浸泡2小時後剝去蜇衣，洗淨後切成粗絲，再放入水中漂洗幾次，撈出放入沸水鍋中稍川燙一下，撈出後迅速用涼開水清洗並浸泡2小時後，瀝乾水分放入盆中。

2.鍋置火上，放入植物油和香油燒至八分熱，倒入盛有蔥花的碗中成蔥油，加入鹽、味精、白砂糖和醋拌勻，澆在海蜇皮絲上再拌勻即可。

療效 消積通便，適合食積腹脹、大便燥結者食用。

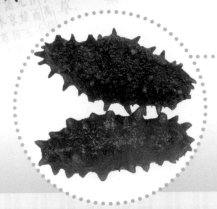

海參

延緩衰老，消除疲勞

《本草綱目》：「補腎，益精髓，攝小便，壯陽療痿」，還有潤燥通便的功效。

🍂 **性味歸經**
性溫，味甘、鹹，歸心、腎經。

🍂 **保健功效**
海參所含的鋅、酸性黏多醣、海參素等活性物質，具有提高勃起力的作用，能改善腦、性腺神經功能傳導作用，延緩性腺衰老。海參有提高人體免疫力的作用，常吃可延緩衰老、消除疲勞。

🍂 **藥理解析**
海參是一種典型的高蛋白、低脂肪、低膽固醇食物，具有抗凝、降低血液黏稠度及降低血脂的作用，對高血壓、血脂異常症和冠心病患者尤為適宜。另外，海參對抗癌有明顯療效，對惡性腫瘤的生長、轉移具有顯著抑制作用。

🍂 **每餐可吃多少？**
每餐可吃50～100克。（乾燥）

🍂 **食用禁忌**
海參性滑利，脾胃虛寒、經常腹瀉的人不宜常吃海參。

🍃 本草食療方

**木耳海參
蝦仁湯**

食材 乾燥黑木耳25克，乾燥海參、鮮蝦仁各150克。

調味 香菜碎末、蔥花、薑絲、胡椒粉、鹽、太白粉、植物油各適量。

做法 1.泡發的乾燥黑木耳擇洗乾淨，撕成小朵；泡發的乾燥海參去內臟，洗淨，切絲；鮮蝦仁洗淨。

2.湯鍋置火上，倒入適量植物油，待油溫燒至七分熱，放入蔥花、薑絲和胡椒粉炒香。

3.倒入木耳、海參絲和鮮蝦仁翻炒均勻，加適量清水大火燒沸，轉小火煮10分鐘，用鹽調味，太白粉勾芡，撒上香菜碎末即可。

療效 養血、補腎益精，適合貧血及男性遺精、陽痿者食用。

PART
5 | 菌藻豆食療本草

菌、藻、豆類食品是營養價值相當高的低脂肪食品,具有多種
養生保健作用。中醫養生認為「食不離豆」,尤其在蔬菜品種
較少的冬季,菌、藻、豆類食物是人們養生保健的首選。

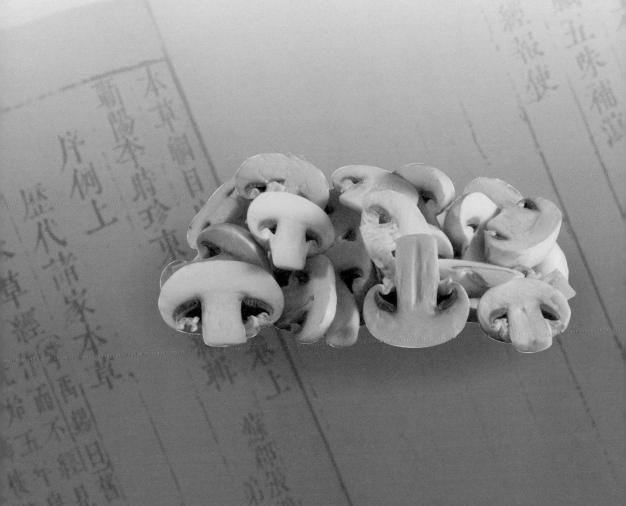

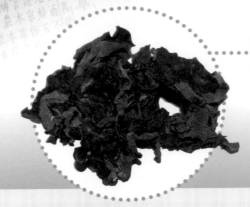

黑木耳

食物中的阿司匹林

《本草綱目》：「益氣不饑，韌身強志，斷骨治痔。」

🍂 **性味歸經**

性平，味甘，歸胃、大腸經。

🍂 **保健功效**

黑木耳含有的多醣類物質有一定的抗腫瘤作用。黑木耳富含的膠質，有較強的吸附力，可起到清理消化道的作用，是紡織工和礦工應常吃的保健食品。另外，近年來的醫學實驗發現，黑木耳有阻止血液中膽固醇沉積和凝結的作用，防止動脈粥樣硬化和血栓，對冠心病和心腦血管疾病患者有益，有「食物中的阿司匹林」的美譽。

🍂 **藥理解析**

黑木耳鐵的含量較高，是治療貧血的補品。黑木耳所含有的生物鹼和植物素能化解結石，患有腎結石的患者經常吃些黑木耳可使結石逐漸縮小或消失。此外，黑木耳還可治血痢、血尿、崩漏（血崩）、痔瘡等。

🍂 **每餐可吃多少？**

每餐可吃50～70克。（乾燥）

🍂 **食用禁忌**

1. 乾木耳烹調前宜用溫水泡發，泡發後仍然緊縮在一起的不宜吃。
2. 發霉及有腐敗味的黑木耳嚴禁食用，以防中毒。
3. 黑木耳有活血的作用，出血性疾病患者不宜食用。孕婦不宜多吃。
4. 木耳易滑腸，患有慢性腹瀉的人應慎吃木耳，以避免加重病情。

家庭醫學小知識

有些朋友因為有膽結石，經常會感到後背放射性疼痛，也不想吃東西，對於一時不想動手術治療的人可以試試每天吃一些黑木耳。取10克乾木耳，用冷水充分泡發（一般需要4小時左右），洗淨，每天早晨空腹吃下，堅持吃上一段時間，一般不適症狀會減輕。

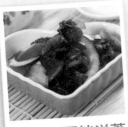

黑木耳拌洋蔥

食材 乾燥黑木耳20克、洋蔥1/2個。

調味 鹽、醋、香油各適量。

做法 1.泡發的乾燥黑木耳擇洗乾淨，撕成小朵，用沸水川燙，撈出，過涼水，瀝乾水分；洋蔥擇洗乾淨，切小片。

2.取小碗，加鹽、醋、香油攪拌均勻，製成調味醬。

3.取盤，放入洋蔥和川燙好的黑木耳，淋入調味醬拌勻即可。

療效 每天1次，堅持經常吃，可降血脂。

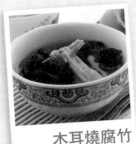

木耳燒腐竹

食材 乾燥黑木耳25克、乾燥腐竹100克。

調味 蔥花、鹽、味精、太白粉、植物油各適量。

做法 1.泡發的乾燥黑木耳去根，洗淨，撕成小朵；乾燥腐竹洗淨，切斜段。

2.鍋置火上，倒入植物油，待油溫燒至七分熱，炒香蔥花，放入黑木耳翻炒均勻，加適量清水大火燒沸，轉中火燒2分鐘，放入腐竹翻炒2分鐘，用鹽和味精調味，太白粉勾芡即可。

療效 輔助降血壓，增強身體免疫力。

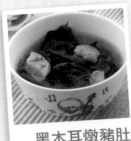

黑木耳燉豬肚

食材 乾燥黑木耳50克、豬肚1個。

調味 蔥段、薑片、鹽、味精、植物油各適量。

做法 1.泡發的乾燥黑木耳擇洗乾淨，撕成小朵；淨豬肚洗淨，切成小塊。

2.鍋置火上，倒入適量植物油燒熱，炒香蔥段和薑片，放入豬肚翻炒均勻，淋入適量清水大火燒開，轉小火煮至豬肚九分熟，放入黑木耳煮至豬肚熟透，加少許鹽和味精調味即可。

療效 治夜間頻尿，每天吃1次，連續吃3次即可收到效果。

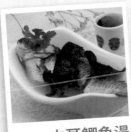

木耳鯽魚湯

食材 乾燥木耳30克、鯽魚1條。

調味 蔥段、薑片、鹽、植物油各適量。

做法 1.泡發的乾燥木耳擇洗乾淨，撕成小朵；鯽魚去鱗，除鰓和內臟，洗淨。

2.炒鍋置火上燒熱，倒入植物油，放入鯽魚兩面略煎，放入沙鍋中，放上木耳、蔥段和薑片，淋入蓋過鍋中食材的清水，大火煮開，轉小火煮30分鐘，加少許鹽調味即可。

療效 益氣補血、健脾養胃、促進產後乳汁分泌。

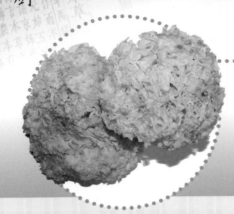

銀耳

滋陰養顏，提高肝臟解毒能力

《本草綱目》：「潤肺止咳，益氣和血，養顏美容。」

🍂 **性味歸經**

性平，味甘，歸肺、胃經。

🍂 **保健功效**

銀耳（白木耳）是一種很好的滋補品，具有扶正強壯的作用，適用於一切體虛者。銀耳所含的植物膠及黏液質，不但能滋陰養顏，還能分解腸胃內的污穢物，有利於體內毒素的排出。銀耳能提高肝臟解毒能力，從而起到保護肝臟的作用。

🍂 **藥理解析**

銀耳對上火、煩躁失眠、食欲不振有良好的食療效果。銀耳常常用於輔助治療老年慢性氣管炎等病症，對高血壓、血管硬化患者尤為適宜。近年來的醫學研究證明，從銀耳中分離出來的多種醣類物質，對惡性腫瘤有明顯的抑制作用，從而起到抗癌防癌的作用。

🍂 **每餐可吃多少？**

每餐可吃15克。（乾燥）

🍂 **食用禁忌**

煮熟的銀耳不宜久放，因為銀耳內的硝酸鹽在氧氣的分解下會還原成有些毒性的物質──亞硝酸鹽，容易引起頭暈、無力、胸悶、氣短等中毒症狀。

本草食療方

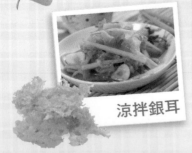

涼拌銀耳

食材 乾燥銀耳150克、小黃瓜1根。

調味 鹽、大蒜、紅辣椒（切碎）、白砂糖、醋、香油各適量。

做法 1.將銀耳切成細條，放入沸水中川燙，撈起瀝乾備用；將大蒜切成片備用。

2.將黃瓜切成細條放入鹽攪拌5分鐘，用冷開水沖掉鹽。

3. 把燙好的涼銀耳和黃瓜細條排放在盆裡，加入蒜片、白砂糖、醋、鹽、香油和紅辣椒攪拌即可。

療效 保護肝臟，提高肝臟解毒能力，適合脂肪肝、肝硬化患者食用。

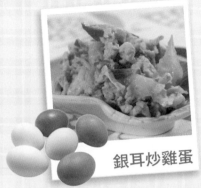

銀耳炒雞蛋

食材 乾銀耳50克、紅蘿蔔100克、雞蛋1個。

調味 油、鹽、雞精各適量。

做法 1. 將銀耳放在水中泡洗乾淨；將銀耳和紅蘿蔔分別放入沸水中燙一下，撈出瀝乾後分別將其切成細絲；將雞蛋打入碗中，均勻打散。

2. 鍋置火上，倒入適量植物油燒熱，然後將雞蛋炒好，最後將銀耳、紅蘿蔔及調味料加入鍋中同雞蛋一同炒拌均勻即可。

療效 潤膚美容，袪除臉部黃褐斑、雀斑，適合皮膚粗糙、長斑的女性食用。

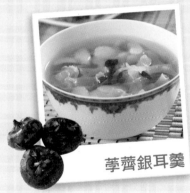

荸薺銀耳羹

食材 荸薺150克、銀耳25克。

調味 冰糖、太白粉各適量。

做法 1. 銀耳放溫水中泡發，去蒂，洗淨，撕成小朵；荸薺去皮，洗淨，切丁。

2. 沙鍋內放入荸薺丁和銀耳，加適量溫水置火上，大火燒沸，轉小火煮至荸薺丁熟透，加冰糖煮至溶化，用太白粉勾薄芡即可。

療效 清熱降暑、解渴，適合內火旺盛、大便乾燥者食用。

冰糖銀耳

食材 乾銀耳10克、蓮子20克。

調味 紅棗、枸杞、冰糖各適量。

做法 1. 將銀耳用冷水泡15分鐘，去粗蒂，撕小塊備用；把蓮子提前泡軟；紅棗和枸杞清洗乾淨。

2. 鍋中放入適量的清水，泡好的蓮子放入鍋中用大火煮10分鐘。

3. 將紅棗、枸杞和銀耳放入鍋中，大火煮5分鐘，然後轉小火煮約1個小時，不時攪拌一下，最後加入冰糖調味即可。

療效 滋陰止咳、潤肺化痰、潤腸，對秋燥引起的咳嗽有較好的改善作用，還適合便秘者食用。

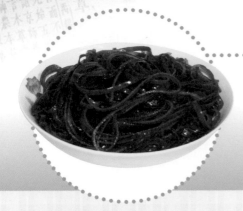

海帶

減少放射性元素在腸道內的吸收

《本草綱目》：「可治癭病（即甲狀腺腫）與其他水腫症」，有化痰、散結功能。

🍃 性味歸經
性寒，味鹹，歸肺經。

🍃 保健功效
海帶營養價值很高，老少皆宜食用，尤其對老年人有健身祛病、延年益壽的功效。海帶中鐵的含量很高，可以促進血紅蛋白的再生，貧血及營養不良的人常食用海帶可以增加身體免疫力。海帶中的碘被人體吸收後，可以減少放射性元素在腸道內的吸收，促進有害物質的排除。另外，海帶還具有健腦益智的功效。

🍃 藥理解析
海帶中碘的含量很高，可以較好地防治甲狀腺腫大的發生。海帶不僅可以降血壓、降低血清膽固醇，它所含有的多醣可以控制血糖的上升，非常適合高血壓、血脂異常症、糖尿病患者食用。近年來研究發現，海帶具有抗癌防癌的功效，其中對大腸癌、乳腺癌有很好的防治作用。

🍃 每餐可吃多少？
每餐可吃15～50克。（乾燥）

🍃 食用禁忌
吃海帶後不要馬上喝茶或吃酸澀的水果。因為茶與水果中含有單寧酸，容易與海帶中的鐵及鈣質發生反應，不利於營養物質的吸收。

本草食療方

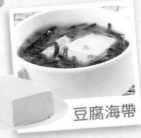

豆腐海帶

食材 ▸ 豆腐400克、乾海帶150克。

調味 ▸ 植物油、薑末、蔥花、味精各適量。

做法 ▸ 1.豆腐切成大塊，放入沸水中川燙一下，撈出放涼，切成小塊；海帶洗淨，切成菱形片。

2.將鍋放在火上，放油燒熱，放入蔥花、薑末煸香，再放入豆腐、海帶，注入適量清水燒沸，再改為小

火燉燒，加入鹽，燉至海帶、豆腐入味即可。

療效▶ 促進腦神經細胞的新陳代謝、提高記憶力，適合學生和腦力勞動者食用。

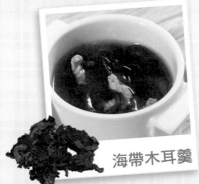

食材▶ 乾海帶15克、乾木耳15克、瘦豬肉60克。

調味▶ 鹽、味精、太白粉、香油各適量。

做法▶ 1.將泡好的海帶及木耳用水清洗乾淨，切成細絲；瘦豬肉洗淨切成細絲。

2.鍋置火上，倒入適量的開水，將切好的海帶絲、木耳絲、肉絲同時放入水中煮沸，加鹽、味精，再用太白粉勾芡即可。

海帶木耳羹

療效▶ 軟堅散結、活血化淤，適宜乳腺增生患者食用。

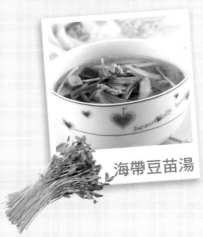

食材▶ 豆苗50克、竹筍30克、乾海帶20克、紅蘿蔔30克、豬肉50克。

調味▶ 蔥花、鹽、香油各適量。

做法▶ 1.將洗好的紅蘿蔔切成絲；將洗好的竹筍洗好後去皮，切成絲；泡洗好的海帶切成片；豬肉洗乾淨切成絲。

2.鍋置火上，倒入適量的開水，當水煮沸後，將肉絲、筍絲、海帶片、紅蘿蔔絲放入鍋中煮約3分鐘，再加入豆苗稍微煮一下，最後加入鹽、淋上香油、撒上蔥花調味即可。

海帶豆苗湯

療效▶ 降低血中膽固醇的含量，預防動脈硬化，適合高血壓、血脂異常症患者食用。

海帶排骨湯

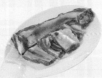

食材▶ 豬排骨400克、乾海帶150克。

調味▶ 蔥段、薑片、鹽、料酒、香油各適量。

做法▶ 1.海帶洗淨，蒸約半小時，取出，切成長方塊；排骨洗淨，橫剁成段，川燙後撈出，用溫水泡淨。

2.在鍋內加入適量清水，放入排骨、蔥段、薑片、料酒，用大火燒沸，撇去浮沫，然後轉用中火燜燒約20分鐘，倒入海帶塊，再用大火燒沸10分鐘，加鹽調味，淋入香油即可。

療效▶ 可以延緩血糖的上升，有助於控制血糖，高血糖患者宜食用。

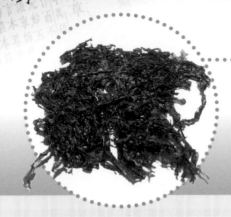

紫菜

保持腸道健康，加快有毒物質排泄

《本草綱目》：「主治熱氣（清熱）、癭（即甲狀腺腫）結積塊之症。」

性味歸經
性寒，味甘、鹹，歸肺經。

保健功效
紫菜所含的多醣可以促進淋巴細胞轉化，提高身體的免疫力。紫菜中豐富的鈣可以促進骨骼、牙齒的生長和保健，對增強記憶力、防止記憶衰退也有良好的作用。紫菜中的膳食纖維可以保持腸道健康，加快體內有毒物質排泄。

藥理解析
紫菜含碘量很高，對因缺碘引起的甲狀腺腫大有一定的輔助治療作用。紫菜具有軟堅散結功能，清熱化痰、利尿，對淋巴結腫大、肺熱咳嗽、水腫、腳氣病有輔助治療作用。由於紫菜含鎂特別豐富，這對防治高血壓、動脈硬化、心臟病、抑鬱症、婦女痛經等很有幫助。

每餐可吃多少？
每餐5～15克為宜。（乾燥）

食用禁忌
1. 紫菜性寒，脾胃虛寒、消化不良者不宜食用。
2. 皮膚病患者不宜吃紫菜，因為紫菜屬於海鮮類的發物，不利於病情痊癒。

本草食療方

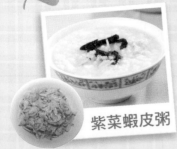

紫菜蝦皮粥

食材 燕麥60克，米50克，雞蛋1個，蝦皮、紫菜各適量。

調味 鹽、味精各適量。

做法 1. 燕麥洗淨；雞蛋洗淨，打入碗內，打散；米洗淨，浸泡，待用；紫菜用清水泡發，待用。
2. 鍋置火上，加適量水煮沸，放入米、麥片大火煮沸，放入蝦皮和紫菜小火煮20分鐘，倒入蛋液，加入鹽、味精再煮2分鐘即可。

療效 補腎壯陽，適合腎虛陽痿、男性不育症、腰腳無力的人食用。

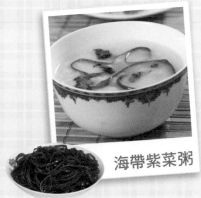

海帶紫菜粥

食材 米 100 克、海帶 150 克、紫菜 5 克。

調味 醬油、香油各適量。

做法 1.米淘洗乾淨，浸泡30分鐘；海帶洗淨，切絲；紫菜泡開。

2.鍋中倒入適量清水，放入米以大火煮沸，再轉小火煮約30分鐘，待粥軟稠後，加入海帶絲、淡色醬油、香油拌勻，熟後盛入碗中，點綴上紫菜即可。

療效 海帶、紫菜富含碘元素，適合缺碘性甲狀腺腫大患者食用。

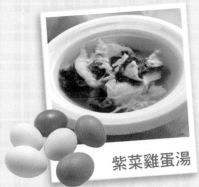

紫菜雞蛋湯

食材 乾紫菜2克、雞蛋1個。

調味 蔥花、蝦皮、鹽、香油各適量。

做法 1.紫菜撕成小片；雞蛋洗淨，打入碗內，打散。

2.湯鍋置火上，倒入適量清水燒沸，淋入蛋液攪成蛋花，放入紫菜、蔥花、蝦皮煮2分鐘，加適量鹽調味，淋上香油即可。

療效 紫菜中的碘與雞蛋中的卵磷脂有助於大腦發育，適合兒童食用。

紫菜豆腐湯

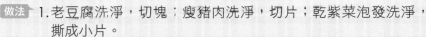

食材 老豆腐200克、瘦豬肉50克、乾紫菜5克。

調味 蔥花、薑末、鹽、雞精、植物油各適量。

做法 1.老豆腐洗淨，切塊；瘦豬肉洗淨，切片；乾紫菜泡發洗淨，撕成小片。

2.鍋置火上，倒油燒至七分熱，放蔥花、薑末炒香，放入豬肉片煸熱，然後倒入豆腐塊翻炒均勻，加適量清水大火煮沸，轉中火煮5分種，用鹽和雞精調味，放入紫菜攪拌均勻即可。

療效 促進體內毒素的排出，防癌抗癌，適合面色晦暗、便秘的人及癌症患者食用。

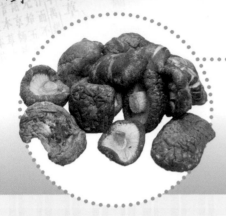

香菇

促進新陳代謝，提高免疫力

《本草綱目》：「益氣不飢，治風破血，益胃助食。」

🍃 **性味歸經**

性平，味甘，歸胃經。

🍃 **保健功效**

香菇含有30多種酶和18種胺基酸，還有多種維生素、礦物質，對促進人體新陳代謝、提高身體免疫力有很大作用。香菇中含有膳食纖維，可促進腸胃蠕動，保證大便通暢，防止便秘。

🍃 **藥理解析**

香菇對肺結核、傳染性肝炎、神經炎等病症可以起到輔助治療作用。香菇作為血脂異常症、高膽固醇、心血管疾病的輔助食療菜肴，可以長期食用。香菇所含的香菇普林能夠促進膽固醇分解，可以預防動脈硬化。香菇中的多醣具有抑制腫瘤的功能，起到防癌抗癌的作用。

🍃 **每餐可吃多少？**

每餐吃4朵為宜。

🍃 **食用禁忌**

1. 泡發香菇的水不要丟棄，留待備用，很多營養物質都溶在水中。
2. 痛風病人不宜吃香菇，痛風主要是尿酸增加，普林代謝紊亂，而香菇中含有豐富的普林，會增加血液中的尿酸。

本草食療方

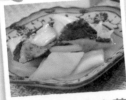

香菇炒大白菜

食材 泡發的乾燥香菇、大白菜各150克。

調味 蔥花、鹽、雞精、蒜末、太白粉、植物油各適量。

做法 1. 大白菜擇洗乾淨，撕成片；香菇去蒂，洗淨，入沸水中川燙透，撈出放涼，切絲。

2. 炒鍋置火上，倒入適量植物油，待油溫燒至七分熱，放蔥花炒出香味，放入大白菜片和香菇絲炒熟，用鹽、雞

精和蒜末調味,太白粉勾芡即可。

療效▶ 促進腸胃蠕動,加速排便,適合習慣性便秘者食用。

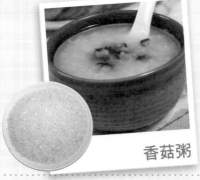

香菇粥

食材▶ 泡發的乾燥香菇 25 克、米 100 克。

調味▶ 鹽、味精各適量。

做法▶ 1.泡發的乾燥香菇洗淨,切小丁;米洗淨,浸泡30分鐘。

2.鍋置火上,倒入適量清水煮沸,放入米用大火煮沸,轉小火熬煮至黏稠,加入香菇丁,繼續熬煮3分鐘,撒入鹽、味精調味即可。

療效▶ 開胃助食,適合消化不良、食欲不振者食用。

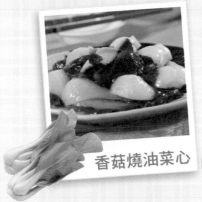

香菇燒油菜心

食材▶ 油菜250克、乾香菇15克。

調味▶ 植物油、鹽、味精、料酒、太白粉各適量。

做法▶ 1.油菜擇去外葉取用菜心,洗淨;香菇用清水泡發,洗淨,片成斜塊;泡香菇的水靜置雜質沉澱,留上層清水備用。

2.炒鍋置於大火上,放入植物油燒熱,下油菜心煸炒,放入香菇和泡香菇的清水,加入鹽、料酒、味精,用太白粉勾芡,翻炒鍋裝盤即可。

療效▶ 促進膽固醇分解、降血脂,適合血脂異常症患者食用。

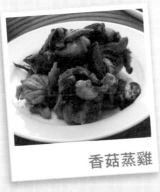

香菇蒸雞

食材▶ 雞肉250克、泡發的乾燥香菇30克、紅棗10顆。

調味▶ 鹽、料酒、味精、醬油、白砂糖、蔥絲、薑絲、太白粉、清湯、香油各適量。

做法▶ 1.將雞肉洗淨,切成長片;紅棗洗淨,去核,切成4塊;香菇洗淨,切成絲。

2.將雞肉、香菇、紅棗放入碗內,加入醬油、鹽、白砂糖、味精、蔥絲、薑絲、料酒、清湯、太白粉抓勻,上籠蒸至熟時取出,用筷子撥開推入平盤,淋上香油即可。

療效▶ 具有補中益氣、養血的功效,適合年老、病後、產婦以及一切臟腑氣血虛弱者食用。

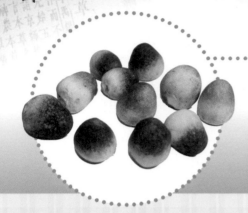

草菇

有助體內鉛、砷、苯等有毒物質的排出

《本草綱目》：「消食去熱、滋陰通乳、護肝健胃。」

🍃 **性味歸經**
性寒，味甘，歸脾、胃經。

🍃 **保健功效**
草菇的維生素C含量高，能促進人體新陳代謝，提高身體免疫力。草菇有補脾益氣、清熱解暑、增加乳汁等功效，還具有很好的排毒功效，有助於體內的鉛、砷、苯等物質的排出。

🍃 **藥理解析**
草菇能夠減慢人體對碳水化合物的吸收，是糖尿病患者的理想食品。草菇富含微量元素硒，具有抗癌防癌的作用，常吃可防治動脈血管粥樣硬化、降低由糖尿病引起的心血管併發症的發病率。草菇還能加速傷口和創傷癒合。

🍃 **每餐可吃多少？**
每餐50克為宜。（鮮品）

🍃 **食用禁忌**
1. 草菇性寒，畏寒肢冷、脾胃虛寒及大便溏稀者應少吃。
2. 草菇不宜浸泡時間過長，否則營養素會損失。

本草食療方

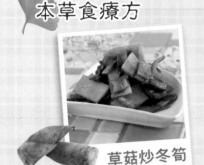

草菇炒冬筍

食材 乾燥草菇 100 克、冬筍 250克。

調味 鹽、味精、太白粉、香油、植物油各適量。

做法 1.將草菇擇洗乾淨；將冬筍去皮，切成片。
2.鍋置火上，放油燒熱，將筍片入鍋稍炒，即放入草菇、鹽、味精，燒沸後改為小火，燒至草菇入味，用太白粉勾芡，淋入香油即可。

療效 清熱去火、利尿通便，適用於易上火和大便不暢者食用。

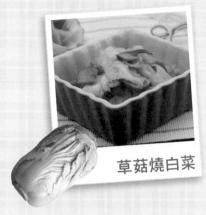

草菇燒白菜

食材 ► 乾燥草菇100克、大白菜250克。

調味 ► 蔥花、鹽、太白粉、植物油各適量。

做法 ► 1.草菇去根，洗淨，入沸水中川燙透，撈出；大白菜擇洗乾淨，撕成小片。

2.鍋置火上，倒入植物油燒至七分熱，加蔥花炒出香味，放入草菇和白菜翻炒，加適量清水燒至白菜熟透，用鹽調味，太白粉勾芡即可。

療效 ► 防治動脈血管粥樣硬化，適合高血壓、血脂異常症患者食用。

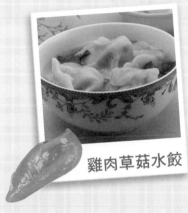

雞肉草菇水餃

食材 ► 麵粉150克，雞胸脯肉、草菇、茴香各50克。

調味 ► 蔥花、薑末、花椒粉、鹽、香油各適量。

做法 ► 1.草菇去根，洗淨，入沸水中川燙透，撈出，切末；茴香擇洗乾淨，切末。

2.雞胸脯肉洗淨，剁成肉末，加蔥花、薑末、花椒粉、茴香末、草菇末、鹽和香油拌勻，製成餃子餡。

3.麵粉加水和成麵團，搓成長條，揪成若干個麵團，逐個桿成餃子皮，包上餡，放入沸水中煮熟即可。

療效 ► 溫養補虛，提高身體免疫力，適合體虛、乏力、易生病者食用。

草菇燉豆腐

食材 ► 乾燥草菇250克、老豆腐100克。

調味 ► 蔥花、鹽、太白粉、植物油各適量。

做法 ► 1.草菇去根，洗淨，入沸水中川燙透，撈出；老豆腐洗淨，切塊。

2.鍋置火上，倒入植物油燒至七分熱，加蔥花炒出香味，放入草菇和豆腐塊翻炒均勻，加適量清水燉熟，轉小火燉5分鐘，用鹽調味，太白粉勾芡即可。

療效 ► 豆腐可以益氣補虛，草菇可以增加乳汁，適合產婦食用。

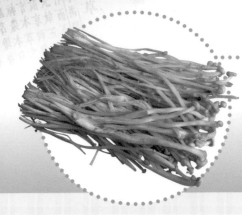

金針菇

促進兒童智力發育

《本草綱目》：「益胃、清神、治痔」，尤其適合氣血不足、營養不良的老人和兒童食用。

🍂 性味歸經

性寒，味甘、鹹，歸肝、胃經。

🍂 保健功效

金針菇中鋅的含量比較高，有促進兒童智力發育和健腦的作用。日本等許多國家將金針菇譽為「益智菇」和「增智菇」。金針菇能促進體內新陳代謝，有利於食物中各種營養素的吸收和利用。

🍂 藥理解析

金針菇是一種高鉀低鈉食品，經常食用不僅可以預防和治療肝臟病及胃、腸道潰瘍，而且也適合高血壓患者、肥胖者和中老年人食用。金針菇可以抑制血脂升高，降低膽固醇，防治心腦血管疾病。金針菇可以增強機體對癌細胞的抵抗能力，從而起抑制腫瘤的作用。

🍂 每餐可吃多少？

每餐20～30克。（鮮品）

🍂 食用禁忌

1. 金針菇性寒，脾胃虛寒者不宜食用。
2. 金針菇不宜生吃，否則有可能會出現中毒狀況。

🍃 本草食療方

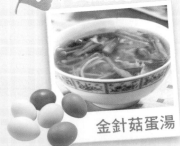

金針菇蛋湯

食材 雞蛋 3 個、金針菇 50 克、金針 100 克、菠菜葉 50 克。

調味 雞湯、鹽、香油各適量。

做法 1.將金針菇擇洗乾淨，切小段；金針用溫水泡發後洗淨，切段；菠菜葉擇洗乾淨，切末；雞蛋打入碗中，打散成蛋糊，待用。

2.鍋置火上，倒入適量清水，加入雞湯、金針菇、金針一起煮開，改小火煮約3分鐘，放入菠菜葉，澆入雞

蛋糊攪勻，加入鹽調味，淋入香油即可。

療效 減輕肝臟負擔，適合肝病患者食用。

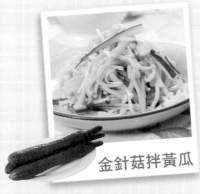

金針菇拌黃瓜

食材 金針菇、黃瓜各150克。

調味 蔥絲、蒜末、醬油、白砂糖、陳醋、鹽、雞精、香油各適量。

做法 1.金針菇去根、洗淨，入沸水川燙透，撈出，放涼，瀝乾水分；黃瓜洗淨，去蒂，切絲。

2.取小碗，放入蔥絲、蒜末、醬油、白砂糖、陳醋、鹽、雞精和香油拌勻成調味醬，金針菇和黃瓜絲放入盤中，淋入調味醬即可。

療效 補脾、潤燥、化痰，適合脾胃不好、秋燥上火和咳嗽者食用。

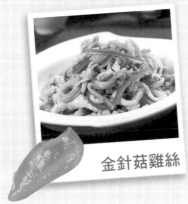

金針菇雞絲

食材 雞胸脯肉250克、金針菇50克。

調味 蔥絲、青辣椒絲、植物油、米酒、薑末、麵粉、鹽、香油各適量。

做法 1.雞胸脯肉洗淨，切絲，放入碗中，加入米酒、薑末、麵粉抓勻，醃10分鐘；金針菇洗淨，切除根部備用。

2.鍋內倒入植物油燒熱，放入雞絲、金針菇炒熟，加鹽調勻，撒上蔥絲及青辣椒絲，淋上香油即可。

療效 有補益氣血的作用，適用於婦女產後體虛者。

金針菇炒蝦仁

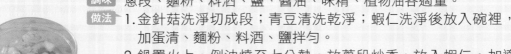

食材 金針菇150克、蝦仁200克、青豆50克、雞蛋1個（取蛋清）。

調味 蔥段、麵粉、料酒、鹽、醬油、味精、植物油各適量。

做法 1.金針菇洗淨切成段；青豆清洗乾淨；蝦仁洗淨後放入碗裡，加蛋清、麵粉、料酒、鹽拌勻。

2.鍋置火上，倒油燒至七分熱，放蔥段炒香，放入蝦仁，加適量料酒焗炒3分鐘，加入金針菇、青豆，放入鹽、醬油、味精，炒熟後出鍋即可。

療效 增強智力，促進身體發育，適宜青少年與兒童食用。

猴頭菇

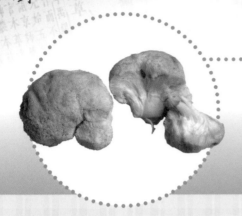

有效預防消化道疾病

《本草綱目》：「利五臟、助消化、健胃、補虛、抗癌、益腎。」

性味歸經
性平，味甘，歸胃、脾經。

保健功效
猴頭菇具有健胃補虛的功效，適宜脾胃虛弱者食用。猴頭菇可以提高人體免疫力，對神經衰弱、失眠有較好的食療效果。

藥理解析
猴頭菇中含有的不飽和脂肪酸，有利於血液循環，能降低膽固醇含量，是高血壓、血脂異常症等心血管疾病患者的理想食品。猴頭菇可以有效預防消化道疾病，比如慢性胃炎、胃癌、食道癌、胃潰瘍、十二指腸潰瘍。猴頭菇可促進腦神經細胞的生長和再生，對預防和治療老年癡呆症有良好效果。

每餐可吃多少？
每餐30克為宜。（乾燥）

食用禁忌
猴頭菇不宜直接食用，會有苦味，烹調前要用鹽水浸泡數小時去除苦味再食用。

本草食療方

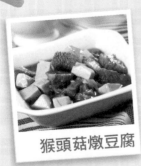

猴頭菇燉豆腐

食材 猴頭菇250克、豆腐300克。

調味 筍片、油菜心、鹽、味精、料酒、植物油各適量。

做法 1.猴頭菇洗淨，撕塊；豆腐洗淨，切塊，在鹽水中川燙燙，撈出待用。
2.炒鍋置火上，倒入油燒熱，放入猴頭菇、豆腐煎炒片刻，加入適量清水，調入鹽、味精、料酒燒煮。
3.待入味後，放入筍片、油菜心炒勻，至筍片、油菜心熟即可。

療效 預防消化道疾病，防癌抗癌，適用於早期胃癌患者。

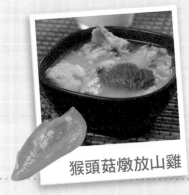

猴頭菇燉放山雞

食材 ▶ 猴頭菇100克、放山雞500克。

調味 ▶ 蔥花、花椒粉、鹽、植物油各適量。

做法 ▶ 1. 宰殺、處理好的放山雞洗淨，切成小塊；猴頭菇洗淨。

2. 炒鍋倒入植物油燒至七分熱，下蔥花、花椒粉炒出香味，放入放山雞翻炒變白，加猴頭菇和適量水燉熟，最後加入鹽調味即可。

療效 ▶ 健胃補虛，適於胃病患者、體虛乏力者食用。

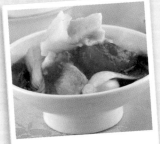

猴頭菇油菜心

食材 ▶ 猴頭菇 150克、油菜心300克、番茄50克。

調味 ▶ 蔥花、花椒粉、鹽、味精、太白粉、植物油各適量。

做法 ▶ 1. 猴頭菇洗淨，切成薄片；油菜心擇洗乾淨；番茄去皮切瓣。

2. 炒鍋倒入植物油燒至七分熱，下蔥花、花椒粉炒出香味，倒入猴頭菇翻炒2分鐘，放油菜心和番茄翻炒至熟，最後用鹽和味精調味，太白粉勾芡即可。

療效 ▶ 油菜具有明目的功效，猴頭菇可以預防老年癡呆，適合老年人食用。

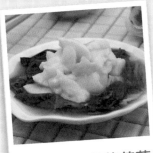

猴頭菇芥菜

食材 ▶ 鮮猴頭菇200克、芥菜150克。

調味 ▶ 鹽、味精、料酒、麵粉、太白粉、蛋清、雞湯、植物油各適量。

做法 ▶ 1. 猴頭菇去根洗淨，切片，加鹽、味精、料酒和麵粉上漿，放入蛋清攪勻。

2. 鍋置火上，倒入適量開水，放入猴頭菇川燙至水微微沸騰，撈出，裝入盤中，放入水已燒開的蒸鍋中蒸20分鐘，取出，加少許鹽和味精醃漬入味。

3. 芥菜去葉留梗，洗淨，放入沸水中略川燙，撈出，過涼水。

4. 鍋置火上，倒入適量植物油燒熱，淋入適量雞湯，放入芥菜翻炒均勻，擺在猴頭菇的旁邊，鍋中湯汁用鹽調味，加太白粉勾芡，淋在猴頭菇上即可。

療效 ▶ 開胃健脾，促進胃、腸消化功能，增進食欲，適宜於消化不良者食用。

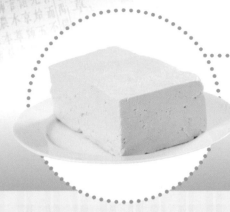

豆腐

減少乳腺癌和前列腺癌的發生幾率

《本草綱目》：「和脾胃、消脹滿、下大腸濁氣、清熱散血。」

🍂 **性味歸經**
性寒，味甘，歸脾、胃、大腸經。

🍂 **保健功效**
豆腐具有益氣、補虛、解毒等多方面的功能，常吃豆腐可以保護肝臟，促進代謝，增加免疫力。豆腐還可以助消化、增進食欲，所含豐富的鈣質對牙齒、骨骼的生長發育有益。

🍂 **藥理解析**
豆腐中的大豆蛋白能降低血脂，保護血管細胞，預防心血管疾病。豆腐中不含膽固醇，對高血壓、高膽固醇有很好的調養作用。豆腐中含有一種植物雌激素，不僅可以預防骨質疏鬆，還可以減少乳腺癌和前列腺癌的發生幾率。

🍂 **每餐可吃多少？**
每餐100克為宜。（生重）

🍂 **食用禁忌**
1. 豆腐消化慢，小兒消化不良者不宜多食。
2. 豆腐含普林較多，普林代謝失常的痛風病人和血尿酸濃度增高的腎病患者不宜吃豆腐。

本草食療方

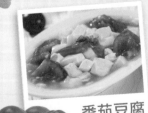

番茄豆腐

食材 番茄100克、老豆腐200克。
調味 蔥花、花椒粉、鹽、雞精、太白粉各適量，植物油4克。
做法 1. 番茄洗淨，去蒂，切塊；豆腐沖洗乾淨，切塊。
2. 炒鍋倒入植物油燒至七分熱，放入蔥花、花椒粉炒香，放入豆腐塊翻炒均勻，加適量水燉5分鐘，放番茄塊炒熟，用鹽和雞精調味，太白粉勾芡即可。
療效 美白、防曬、減肥，適合女性夏天食用，也適合身體肥胖者食用。

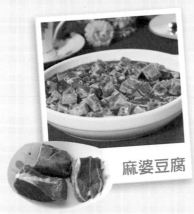

食材 老豆腐350克、牛肉末100克。

調味 薑末、蒜末、豆瓣辣醬、高湯、料酒、味精、鹽、白砂糖、香油、植物油、太白粉、花椒粉、蔥花各適量。

做法 1.豆腐洗淨，切成方塊。

2.鍋內倒入油燒熱，放入肉末，加入豆瓣辣醬、薑末、蒜末、高湯和料酒，放入豆腐燜熟，出鍋前加鹽、白砂糖、味精、香油調味，用太白粉勾芡，撒入蔥花和花椒粉出鍋即可。

療效 氣血雙補，適合氣虛、貧血者食用。

麻婆豆腐

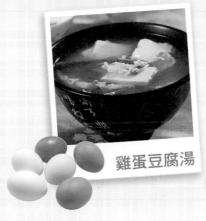

食材 雞蛋1個、嫩豆腐200克、火腿30克，番茄和油菜各50克。

調味 高湯、鹽、味精、香油各適量。

做法 1.豆腐洗淨切塊；火腿切片；番茄洗淨切塊；油菜洗淨切段；雞蛋打成蛋液。

2.鍋置火上，注入高湯燒開，放入豆腐塊、油菜段略煮，再均勻淋入雞蛋液攪散，再次煮開後加入火腿片、番茄塊，煮熟後加鹽、味精、香油調味即可。

療效 雞蛋和豆腐中的卵磷脂可以促進大腦發育，適合少年兒童食用。

雞蛋豆腐湯

酸辣豆腐湯

食材 嫩豆腐100克、香菜25克。

調味 蔥花、花椒粉、辣椒粉、太白粉、陳醋、鹽、雞精、植物油各適量。

做法 1.豆腐洗淨，切丁；香菜擇洗乾淨，切末。

2.鍋置火上，倒入適量植物油燒至七分熱，加蔥花、花椒粉、辣椒粉炒香，放入豆腐塊翻炒均勻。

3.加適量清水燒沸，轉小火煮5分鐘，用陳醋、鹽和雞精調味，太白粉勾芡，撒入香菜末即可。

療效 含有豐富的鈣，能預防骨質疏鬆，適合老年人和更年期女性食用。

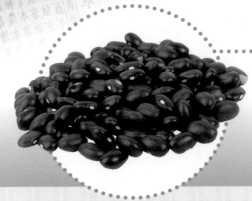

黑豆

延緩人體衰老，降低血液黏稠度

《本草綱目》：「入腎功多，故能治水、消腫下氣，治風熱而活血解毒。常吃黑豆，可百病不生。」

🍂 **性味歸經**

性平，味甘，歸脾、腎經。

🍂 **保健功效**

黑豆能夠滋補肝腎，而肝腎的健康對改善視力有很大的幫助。黑豆中微量元素含量很高，對延緩人體衰老、降低血液黏稠度等非常重要。常吃黑豆不僅可以美容護髮，還可以防止大腦老化遲鈍。黑豆中的膳食纖維可以幫助腸道蠕動，使體內脹氣與毒素順利排除，能改善便秘狀況。

🍂 **藥理解析**

黑豆基本不含膽固醇，只含植物固醇，而植物固醇可以抑制人體吸收膽固醇、降低血液中膽固醇的含量，對血脂異常症有一定的輔助治療作用。常吃黑豆，能軟化血管，預防動脈血管硬化，特別是對高血壓、心臟病等患者有益。

🍂 **每餐可吃多少？**

每餐30克為宜。（生重）

🍂 **食用禁忌**

1. 黑豆不宜炒著吃，因為熱性大，多食易上火。
2. 黑豆屬於高普林食物，不適合痛風病人食用。
3. 消化功能不良者不宜多食黑豆，會引起腹瀉。

家庭醫學小知識

家中長輩如果患有高血壓，很容易經常性的頭痛、頭暈，除了求助醫生並吃藥外，可以試試讓他們每天吃些黑豆。取黑豆200克、陳醋500克，浸泡一周後，每次嚼服30粒，一日3次，長期食用，有利於保持血壓穩定。

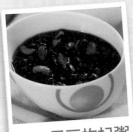

黑豆枸杞粥

食材 黑豆100克、枸杞3～5克、紅棗5～10顆。

做法 1.將黑豆洗淨，去雜質；將枸杞、紅棗沖洗乾淨。

2.鍋置火上，注入適量清水，將黑豆、枸杞、紅棗放入鍋中，用大火將水燒沸後，改用小火熬至黑豆熟爛即可。

療效 補腎強身，適合男性食用。

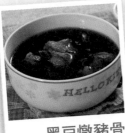

黑豆燉豬骨

食材 豬骨300克、黑豆30克。

調味 鹽、味精、薑片、蔥段各適量。

做法 1.將黑豆洗淨，泡軟備用；將豬骨洗淨，砸斷。

2.鍋置火上，注入適量清水，先將豬骨塊放入鍋中燒煮，煮至骨頭發白，加入泡軟的黑豆，煮至黑豆熟爛，最後加入鹽、味精、薑片、蔥段調味，略煮即可。

療效 祛風、利濕，適合風濕及中老年骨質疏鬆症患者食用。

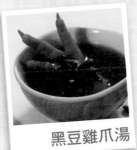

黑豆雞爪湯

食材 雞爪250克、黑豆100克。

調味 鹽適量。

做法 1.將黑豆揀去雜質，用清水浸泡30分鐘，備用；將雞爪洗淨，放入沸水鍋中燙透撈出備用。

2.鍋置火上，注入適量清水，將雞爪、黑豆放入，先用大火煮沸，撇去浮沫，再改用小火煮至肉、豆爛熟，加鹽調味即可。

療效 祛斑增白，有很好的美容功效，適宜女性食用。

海帶燉黑豆

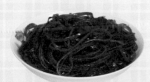

食材 乾海帶200克、 黑豆100克、 瘦豬肉100克。

調味 薑片、蔥段、鹽、香油各適量。

做法 1.將黑豆洗淨，去雜質；瘦豬肉洗淨，切成方塊；將海帶洗淨，切絲。

2.鍋置火上，注入適量清水，將海帶、黑豆、瘦豬肉、薑片、蔥段放入鍋內；用大火將水燒沸，撇去浮沫，再用小火燉煮1小時，加入鹽和香油拌勻即可。

療效 防治眼睛疲勞、視力模糊，適合青少年和經常面對電腦工作的人食用。

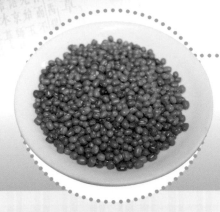

綠豆

減少蛋白分解，保肝護腎

《本草綱目》：「治痘毒，利腫脹，為食中要藥，解金石砒霜草木一切諸毒，真濟世之良穀也。」

🍂 **性味歸經**

性涼，味甘，歸心、胃經。

🍂 **保健功效**

綠豆具有解暑止渴、消腫利便的作用。綠豆中所含的蛋白質和磷脂具有興奮神經、增進食慾的功能，為身體許多器官提供營養。綠豆還能解毒，農藥中毒、鉛中毒、酒精中毒或吃錯藥時喝一碗綠豆湯，能輔助解毒。

🍂 **藥理解析**

綠豆含有降血壓成分，對高血壓有較好的輔助治療作用。綠豆中的有效成分具有抗過敏作用，可以治療蕁麻疹等疾病。綠豆中含有一種球蛋白和多醣可以降低小腸對膽固醇的吸收，從而起到降血脂的作用。

🍂 **每餐可吃多少？**

每餐40克為宜。（生重）

🍂 **食用禁忌**

1. 綠豆具有解毒的功效，體質虛弱和正在吃中藥的人不要多吃。
2. 綠豆性涼，脾胃虛寒、腎氣不足、腰痛的人不宜多吃。
3. 綠豆不宜煮得過爛，以免使有機酸和維生素遭到破壞，降低清熱解毒功效。

家庭醫學小知識

感覺皮膚瘙癢卻不知道是怎麼一回事，這時候如果無法立即看醫生的話，可以買一些綠豆粉來止癢。用乾鍋將綠豆粉炒到發黃為止，然後加入香油調勻，把它敷在患處，每日2～3次，連續數日，皮膚瘙癢的症狀就會減輕一些。

本草食療方

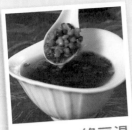

綠豆湯

食材 綠豆 200 克。

調味 白砂糖適量。

做法 1. 綠豆洗淨，浸泡4小時。
2. 鍋中加足量的水，大火燒開，轉小火燉煮40分鐘至綠豆熟爛，加白砂糖調味即可。

療效 能降壓，適用於原發性高血壓患者食用。

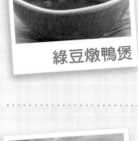

綠豆燉鴨煲

食材 鴨 500克、綠豆100克。

調味 枸杞、薑片、蔥花、鹽、味精各適量。

做法 1. 將鴨洗淨，切2公分見方的小塊，川燙，去浮沫，撈出，用清水浸泡半小時；綠豆淘洗乾淨，用清水泡6～12小時待用；枸杞洗淨。
2. 鍋置火上，倒入適量清水，放入鴨塊、綠豆、枸杞、蔥花、薑片，用大火燒開轉小火煲2小時，煮至鴨肉和綠豆熟爛，加鹽、味精調味即可。

療效 清熱、去火，適合體內有熱、易上火者食用。

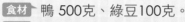

百合雙豆甜湯

食材 綠豆 50 克、紅豆 50 克、乾百合5 克。

調味 冰糖適量。

做法 1. 提前一天晚上將綠豆、紅豆泡在盆裡，以備第二天使用。
2. 乾百合用清水泡軟，洗淨備用。
3. 鍋置火上，將泡好的綠豆、紅豆放入鍋內，加清水1200毫升大火煮，煮開後改小火煮至豆子軟爛，放入百合和冰糖稍煮片刻，攪拌均勻即可。

療效 減肥降脂，適用於單純性肥胖患者食用。

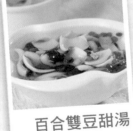

玉米綠豆粥

食材 綠豆、玉米 、糯米各 30 克。

做法 1. 綠豆、玉米、糯米分別淘洗乾淨；糯米浸泡1小時，玉米浸泡6小時；綠豆提前一晚浸泡，用蒸鍋蒸熟，待用。
2. 鍋置火上，放入適量清水，加入玉米大火煮沸後放入糯米、綠豆，轉小火後熬煮30分鐘即可。

療效 降低血液中膽固醇的含量，適合血脂異常症病人食用。

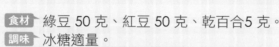

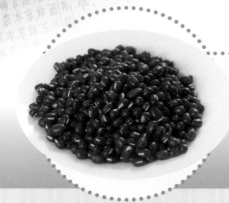

紅豆

利水消腫，有效預防肥胖

《本草綱目》：「消熱毒，止腹瀉，利小便，除脹滿，消渴，催乳汁。」

🍂 **性味歸經**
性平，味甘、酸，歸心、小腸經。

🍂 **保健功效**
紅豆中豐富的鐵質能讓人氣色紅潤，並有補血、促進血液循環、增加免疫力等功效。哺乳期婦女多食紅豆，可促進乳汁的分泌。

🍂 **藥理解析**
紅豆具有良好的潤腸通便、降血壓、降血脂、調節血糖、解毒抗癌、預防結石的作用。紅豆有很強的利水消腫功效，適宜各類型水腫的人，包括腎臟性水腫、心臟性水腫、肝硬化腹水、營養不良性水腫等。

🍂 **每餐可吃多少？**
每餐30克為宜。（生重）

🍂 **食用禁忌**
紅豆能利尿，頻尿的人不宜多食紅豆。

本草食療方

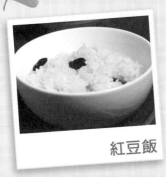

紅豆飯

食材 紅豆25克、米100克。
做法 1.紅豆洗淨，浸泡6～8小時；米洗淨，浸泡半小時。
2.把米和紅豆倒入電鍋內，加適量水蒸熟即可。
療效 補血、減肥、通便，適合貧血、身體肥胖和便秘的人食用。

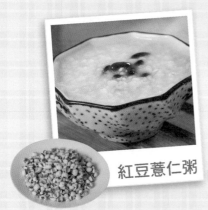

紅豆薏仁粥

食材 ▶ 紅豆50克、薏仁50克、米50克。

調味 ▶ 冰糖適量。

做法 ▶ 1. 將紅豆、米、薏仁分別淘洗乾淨;紅豆用水浸泡3小時;薏仁和米用水浸泡1小時。

2. 鍋置火上,放入紅豆,加入1200毫升清水,大火煮開後改小火。

3. 煮至紅豆裂開後,將薏仁、米放入鍋中,大火煮開後,改小火煮1小時,加入冰糖調味即可。

療效 ▶ 美白、祛斑,適合女性食用。

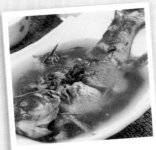

鯉魚紅豆湯

食材 ▶ 鯉魚1條、紅豆100克、紅棗6顆。

調味 ▶ 鹽、植物油各適量。

做法 ▶ 1. 紅豆淘洗乾淨,用清水浸泡6～8小時;鯉魚去鱗,除鰓和內臟,洗淨;紅棗洗淨。

2. 炒鍋置火上燒熱,倒入植物油,放入鯉魚煎至兩面的魚肉略有金黃色,放入沙鍋中。

3. 沙鍋置火上,倒入紅豆和蓋過鍋中食材的清水,大火燒開後轉小火,放入紅棗,煮至紅豆爛熟,加少許鹽調味即可。

療效 ▶ 利尿消腫,促進乳汁的分泌,適合有水腫症狀的人及哺乳期女性食用。

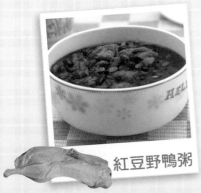

紅豆野鴨粥

食材 ▶ 紅豆30克、野鴨肉50克、米100克。

調味 ▶ 薑片、白砂糖各適量。

做法 ▶ 1. 把紅豆洗淨,去雜質,在冷水中浸泡2～4小時;野鴨洗淨,用沸水川燙掉血水,切成小顆粒。

2. 鍋置火上,注入適量清水,把紅豆、野鴨肉、米、薑片同時放入鍋內,用大火將水燒沸後,改用小火煮50分鐘,最後加入白砂糖即可。

療效 ▶ 促進腸胃蠕動,有助於通便,適合於大便秘結者食用。

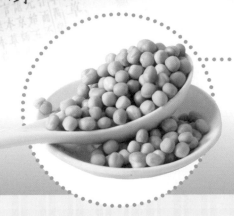

豌豆

促進腸胃蠕動，保持大便通暢

《本草綱目》：「調顏養身，益中平氣，催乳汁，去黑黯，令面光澤。」

性味歸經
性平，味甘，歸脾、胃經。

保健功效
豌豆中富含人體所需的多種營養物質，可以提高人體的抗病能力和康復能力。豌豆能促進大腸蠕動，保持大便通暢，起到清潔大腸的作用。現代研究還發現，豌豆中含有豐富的維生素A，可以潤澤皮膚。

藥理解析
豌豆能輔助治療腳氣、癰腫、乳汁不通、脾胃不適、嘔吐、心腹脹痛、口渴泄痢等病症。豌豆中含有膽鹼，有助於防止動脈硬化。豌豆中富含的維生素C、維生素A可幫助預防心臟病及多種癌症。

每餐可吃多少？
每餐50克為宜。（生重）

食用禁忌
豌豆不宜多食，否則會發生腹脹。炒熟的乾豌豆尤其不易消化，更應少吃。

本草食療方

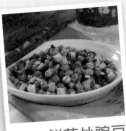

鮮菇炒豌豆

食材 鮮蘑菇300克、豌豆粒50克。

調味 蔥花、花椒粉、鹽、雞精、太白粉、植物油各適量。

做法 1.鮮蘑菇洗淨，切成小丁；豌豆粒洗淨。

2.鍋置火上，倒入適量植物油燒熱，放入蔥花和花椒粉炒香，鍋中再倒入蘑菇丁和豌豆粒翻炒均勻，蓋上鍋蓋燜5分鐘，用鹽和雞精調味，加太白粉勾芡即可。

療效 促進食欲、減肥，適合胃口不好、身體肥胖的人食用。

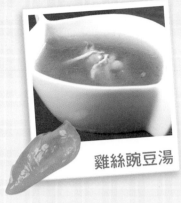

雞絲豌豆湯

食材 雞胸脯肉 200克、豌豆粒 50克。

調味 高湯、鹽、香油各適量。

做法 1.雞胸脯肉洗淨，入蒸鍋蒸熟，取出來撕成絲，放入湯碗中。

2.豌豆粒洗淨，入沸水鍋中川燙熟，撈出，瀝乾水分，放入湯碗裡。

3.鍋置火上，倒入高湯煮開，加鹽調味，澆入已放蒸好的雞絲和豌豆的湯碗中，淋上香油即可。

療效 補虛養身，體弱多病者宜食用。

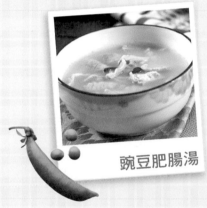

豌豆肥腸湯

食材 豬大腸250克、豌豆粒50克。

調味 薑片、蔥花、鹽、雞精、花椒粉、植物油各適量。

做法 1.將豬大腸清洗乾淨，放入沸水鍋中煮熟，撈出，放涼，瀝乾水分，切段；豌豆粒洗淨。

2.湯鍋置火上，倒入適量植物油，放入蔥花、薑片，倒入豬大腸和豌豆粒翻炒均勻，加適量清水煮至豌豆熟爛，用鹽和雞精調味，出鍋放入蔥花即可。

療效 保持大便暢通，適合習慣性便秘者食用。

豆苗豆腐絲羹

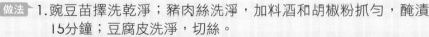

食材 豌豆苗、豬肉絲各100克，豆腐皮50克。

調味 蔥末、薑末、料酒、胡椒粉、高湯、鹽、雞精、植物油各適量。

做法 1.豌豆苗擇洗乾淨；豬肉絲洗淨，加料酒和胡椒粉抓勻，醃漬15分鐘；豆腐皮洗淨，切絲。

2.湯鍋置火上，倒入適量植物油，待油溫燒至七分熱，放入蔥末和薑末炒香，倒入豬肉絲用溫油炒熟。

3.加適量高湯大火煮沸，轉小火煮8分鐘，放入豌豆苗和豆腐皮煮5分鐘，用鹽和雞精調味即可。

療效 可減少消化系統對糖分的吸收，適合糖尿病患者食用。

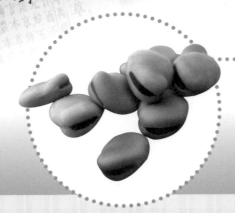

蠶豆

健脾益胃，增強記憶力

《本草綱目》：「健脾，利濕，治膈食、水腫。」

🍃 **性味歸經**

性平，味甘，歸脾、胃經。

🍃 **保健功效**

蠶豆可補中益氣、健脾益胃、清熱利濕，富含的磷脂和膽鹼可以提高大腦和神經系統的活性，能增強記憶力，所以腦力工作者應當適量進食一些蠶豆。蠶豆中的鈣有利於骨骼對鈣的吸收與鈣化，能促進人體骨骼的生長發育。

🍃 **藥理解析**

蠶豆具有降壓的作用，高血壓患者可以適量吃一些。蠶豆不含膽固醇，鮮蠶豆中的維生素C可以延緩動脈硬化，對心血管疾病有一定的輔助治療作用。蠶豆還有抗癌功效，對預防腸癌有作用。

🍃 **每餐可吃多少？**

每餐30克為宜。（生重）

🍃 **食用禁忌**

1. 蠶豆不可生吃，因為生蠶豆含有對人體有害的血球凝激素等物質。
2. 蠶豆性滯，不宜多吃，不然會引起腹脹。
3. 對蠶豆過敏的人不要吃。

本草食療方

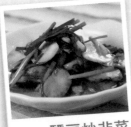

蠶豆炒韭菜

食材 蠶豆400克、韭菜200克。

調味 蔥末、薑絲、蒜末、料酒、白砂糖、鹽、植物油各適量。

做法 1. 韭菜洗淨，切段；蠶豆洗淨，待用。

2. 炒鍋置火上，倒入油燒熱，放入蔥末、薑絲、蒜末煸香，然後放入蠶豆和適量清水炒至蠶豆熟軟。

3. 最後加入韭菜段、料酒、白砂糖、鹽炒勻即可。

療效 幫助消化、消除腹脹，消化不良者宜食用。

PART 6 | 水果食療本草

《黃帝內經》中對於水果養生作用的說法是「五果為助」，意為水果有助養身和健身的功效，水果中含有很多的微量元素和維生素，對身體正常健康的維護有至關重要的作用。

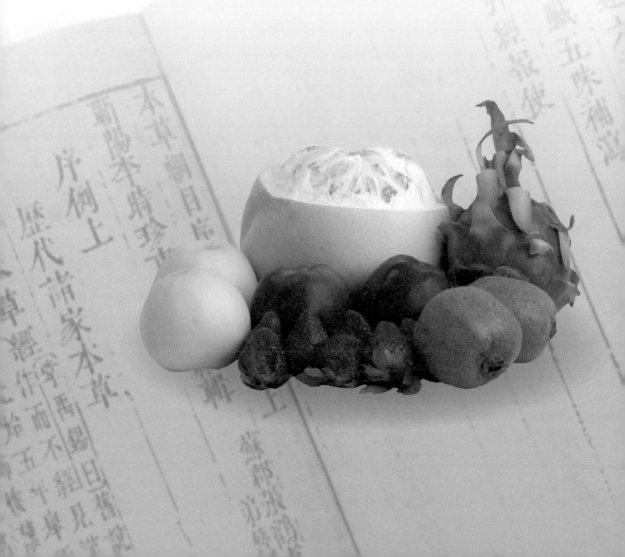

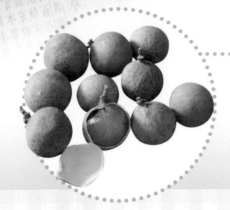

桂圓

補血安神,健腦益智

《本草綱目》:「主五臟邪氣、安志、厭食,久服強魂魄、聰明。」

性味歸經
性溫,味甘,歸心、脾經。

保健功效
桂圓(龍眼)含有多種營養物質,有補血安神、健腦益智、補養心脾的功效。桂圓的糖分含量很高,且含有能被人體直接吸收的葡萄糖,體弱貧血、年老體衰、久病體虛者經常吃些桂圓很有補益。

藥理解析
桂圓對因缺乏尼克酸造成的皮炎、腹瀉、癡呆,甚至精神失常有一定的輔助治療效果,同時對癌細胞有一定的抑制作用。研究發現,桂圓對子宮癌細胞的抑制率超過90%,更年期婦女適當吃些桂圓有利健康。

每餐可吃多少?
每餐3個為宜。

食用禁忌
桂圓性溫,有上火發炎症狀時不宜食用。

家庭醫學小知識
感冒的時候煮點桂圓紅棗茶,趁熱的時候飲用,對治療風寒感冒很有效。準備一些桂圓(去核)、紅棗(去核),3～5片薑,放在鍋裡煮沸5分鐘即可。

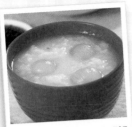

桂圓糯米粥

食材 ▶ 糯米100克、桂圓肉15克。

做法 ▶ 1.將糯米淘洗乾淨。

2.鍋置火上，加入適量清水，將糯米放入鍋中，先用大火燒開，再轉用小火熬煮，待粥半熟時加入桂圓肉，攪勻，再煮至粥成即可。

療效 ▶ 補血，適合貧血者食用。

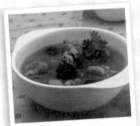

桂圓肉燉雞湯

食材 ▶ 母雞500克、桂圓肉50克。

調味 ▶ 鹽、味精、料酒、胡椒粉、蔥末、薑末各適量。

做法 ▶ 1.將母雞洗淨切成小塊。

2.將雞塊放入沸水鍋內川燙後撈出，撇去血沫，與桂圓肉、蔥末、薑末、料酒、胡椒粉一起放入沙鍋內，沙鍋加入清水，放在火上燒開，撇去浮沫，轉用小火燉2小時，加入鹽、味精調味，盛入湯碗內即可。

療效 ▶ 養血益氣，適合產後氣血虛弱、乏力的女性食用。

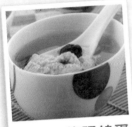

龍眼鴿蛋

食材 ▶ 鴿子蛋150克、冰糖40克、桂圓15克。

做法 ▶ 1.將桂圓肉（龍眼）洗淨。

2.鍋置火上，加入清水，將桂圓肉放入鍋內，燒沸後煮120分鐘，下冰糖，把鴿蛋逐個打破下鍋，煮約5分鐘，起鍋即可。

療效 ▶ 益氣補腎、養心安神，適合體虛、腰膝酸軟、心悸失眠、頭暈健忘的人食用。

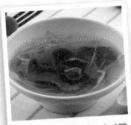

桂圓牛肉湯

食材 ▶ 牛肉（肥瘦）200克、豌豆苗20克、桂圓肉20克。

調味 ▶ 鹽、白酒各適量。

做法 ▶ 1.牛肉洗淨切片；豌豆苗洗淨。

2.將牛肉放入沸水中，撇去泡沫及油，加入桂圓肉，煮至水餘下一半為止，加放白酒、鹽調味，再加入豆苗，滾熟即可。

療效 ▶ 益智健腦，適合用腦過度的人日常服食。

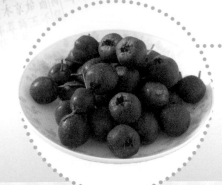

山楂

有效改善消化不良

《本草綱目》：「化飲食，消肉積、滯血脹痛，治腰痛有效。」

🍂 **性味歸經**
性微溫，味酸、甘，歸脾、胃、肝經。

🍂 **保健功效**
山楂開胃助消化，增強食欲，可以改善睡眠，保持骨骼和血中鈣的恆定。常吃山楂能增強身體的免疫力，有防衰老、抗癌的作用。

🍂 **藥理解析**
山楂具有擴張血管、增加冠脈血流量、降低血壓的作用，因而對預防心血管疾病的發生有一定作用。山楂具有明顯的降脂功效，血脂異常症患者宜食用。山楂中的山楂酸還有強心作用，對老年心臟病很有益處。山楂還可以平喘化痰、抑制細菌、輔助治療腹痛腹瀉。山楂具有活血化淤的功效，對跌打損傷有一定療效。

🍂 **每餐可吃多少？**
每餐3～4個為宜。（生重）

🍂 **食用禁忌**
1. 處於換牙期的兒童吃完山楂後要及時漱口，以防山楂中的酸性物質傷害牙齒。
2. 孕婦不宜吃山楂，因為山楂能刺激子宮收縮，易誘發流產。
3. 山楂所含果酸較多，胃酸分泌過多者不宜食用山楂。

家庭醫學小知識

有些人應酬比較多，經常大魚大肉導致消化不良，胃口不好，總感覺腹脹難受。這時取2粒鮮山楂洗淨，切開，放入杯中，倒入開水，蓋上杯蓋悶10～15分鐘當茶飲，每天1～2次，對食肉過多引起的消化不良有很好的療效。

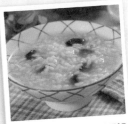

山楂粥

食材 ▸ 山楂25克、米100克。
做法 ▸ 1.山楂洗淨，去籽和蒂；米淘洗乾淨。
　　　2.鍋置火上，加入適量清水煮開，放入山楂、米煮沸，改小
　　　　火熬煮成粥即可。
療效 ▸ 強效去脂，降低膽固醇，適合血脂異常症患者食用。

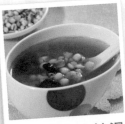

薏仁山楂湯

食材 ▸ 山楂6克、薏仁50克。
調味 ▸ 冰糖適量。
做法 ▸ 1.將薏仁洗淨放入水中浸泡2小時，瀝乾水分；山楂用小紗
　　　　布袋包好。
　　　2.鍋置火上，加入適量清水，放入薏仁和山楂包煮開，改用
　　　　小火煮約25分鐘，加入冰糖即可。
療效 ▸ 促進消化和代謝，增加飽腹感，適宜減肥者食用。

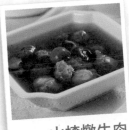

山楂燉牛肉

食材 ▸ 山楂100克、瘦牛肉250克。
調味 ▸ 蔥花、花椒粉、鹽、雞精、植物油各適量。
做法 ▸ 1.山楂洗淨，去籽和蒂；瘦牛肉洗淨，切塊，放入開水中川
　　　　燙去血水。
　　　2.炒鍋倒入植物油燒至七分熱，下蔥花、花椒粉炒出香味。
　　　3.放入牛肉翻炒均勻，倒入開水和山楂小火燉熟，用鹽和雞
　　　　精調味即可。
療效 ▸ 補氣血，袪淤阻，適合心絞痛患者食用。

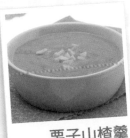

栗子山楂羹

食材 ▸ 鮮栗子50克、山楂25克、豆漿250克。
調味 ▸ 太白粉適量。
做法 ▸ 1.山楂洗淨，去籽和蒂；栗子洗淨，去皮，切粒；將二者分
　　　　別放入碗中，隔水蒸40分鐘至熟，取出。
　　　2.山楂搗爛成山楂泥，倒入豆漿攪勻，放鍋裡大火煮沸，用
　　　　太白粉勾芡，撒上栗子粒即可。
療效 ▸ 擴張血管，增加冠脈血流量，適合高血壓、冠心病患者
　　　食用。

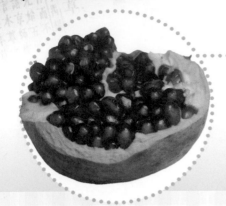

石榴

抑制病菌，澀腸止瀉
甜的石榴治咽喉燥渴；酸的石榴治赤白痢、腹痛
——《本草綱目》

性味歸經
性溫，味甜、酸、澀，歸肺、腎、大腸經。

保健功效
石榴具有健胃提神、增強食欲、益壽延年的功效，解酒的效果較好。石榴汁的多酚含量比綠茶高得多，具有很好的抗氧化作用，可有效抗衰老。

藥理解析
石榴有明顯的收斂作用，能夠澀腸止瀉，是治療痢疾、腹瀉、便血等病症的良品。石榴皮中含有多種生物鹼，對金黃色葡萄球菌、各種皮膚真菌、痢疾桿菌等有明顯的抑制作用。

每餐可吃多少？
每餐1個為宜。

食用禁忌
1. 石榴不宜多食，否則會損傷牙齒，還會助火生痰。
2. 石榴糖多並有收斂作用，感冒及急性炎症、大便秘結患者要慎食，糖尿病患者要禁食。

家庭醫學小知識
如果有口臭的毛病，請不用自卑，可以用石榴水漱口。將石榴剝皮取其肉，用刀背拍碎，放在杯中，用開水浸泡10～15分鐘後用杯中的水漱口，一天含漱多次對緩解口臭有幫助。

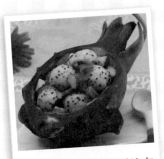

火龍果石榴海鮮盅

食材 石榴1個、火龍果1個、黃瓜1根、香腸1個、紅蘿蔔1個、蟹棒2根、鮮貝柱100克。

調味 蔥末、植物油、叉燒醬、辣椒醬各適量。

做法 1.火龍果切開，挖出肉切塊，殼留當盛器；將石榴去皮，取籽掰散；黃瓜和紅蘿蔔洗淨切片；將香腸切片；將蟹棒切成小段；將鮮貝柱洗淨放入碗內。

2.鍋置火上，倒入油燒熱，將蔥末煸出香味，將香腸放鍋內炒熟，將鮮貝柱、蟹棒、紅蘿蔔、黃瓜倒入鍋中煸炒，加叉燒醬、辣椒醬煸炒出香氣，放火龍果丁，出鍋。

3.將炒好的菜倒入火龍果盅內，撒上石榴籽即可。

療效 美容養顏、抗衰老，適合女性食用。

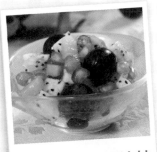

雙果石榴沙拉

食材 火龍果、石榴、奇異果各1個，葡萄50克。

調味 蜂蜜適量。

做法 1.鮮甜石榴去皮，取籽掰散；火龍果和奇異果去皮切小粒；葡萄洗淨。

2.將石榴籽、葡萄、火龍果粒和奇異果粒放入玻璃杯裡，淋上蜂蜜即可。

療效 健脾開胃、增強食欲，適合小兒厭食者食用。

甜石榴西米粥

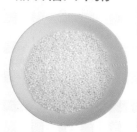

食材 西米50克、石榴150克。

調味 蜂蜜、糖桂花各適量。

做法 1.將鮮石榴去皮，取籽掰散；西米洗淨，入開水鍋內略燙後撈出，再用冷水反復漂洗，瀝乾水分備用。

2.鍋置火上，加入冷水、石榴籽，煮沸約15分鐘後，濾去渣，加入西米，待再沸後，調入蜂蜜待滾，最後調入糖桂花即可。

療效 西米健脾運胃，石榴能夠澀腸止瀉，適合脾胃虛弱的人及腹瀉患者調理食用。

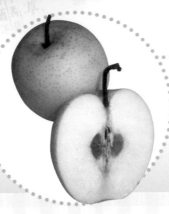

梨

祛痰止咳，醒酒解毒
《本草綱目》：「治風熱，潤肺，涼心，消痰，降火，解毒。」

🍃 **性味歸經**
性涼，味甘、微酸，歸肺、胃經。

🍃 **保健功效**
梨能促進食欲，幫助消化，並有利尿通便和解熱作用。梨還具有潤燥、醒酒解毒等功效，對肝臟有保護作用。梨所含的配糖體及鞣酸等成分，能祛痰止咳，對咽喉有很好的養護作用。

🍃 **藥理解析**
梨能防止動脈粥樣硬化，抑制致癌物質亞硝酸鹽的形成，從而起到防癌抗癌的作用。梨還具有降低血壓的功效，患高血壓、心臟病、肝炎、肝硬化的病人，經常吃些梨大有益處。煮熟的梨有助於腎臟排泄尿酸和預防痛風、風濕病和關節炎。

🍃 **每餐可吃多少？**
每餐1個為宜。

🍃 **食用禁忌**
梨性寒涼，一次不要吃得過多。脾胃虛弱的人不宜吃生梨。

家庭醫學小知識

你曾經吃飯時不小心咬到嘴，造成咬傷處形成潰瘍嗎？這時候每天早晚吃1個梨，慢慢咽下，保持3～4天，口腔潰瘍的創面就會癒合了。

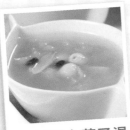

雪梨百合蓮子湯

食材 雪梨 2 個、百合 10 克、蓮子50 克、枸杞少許。

調味 冰糖適量。

做法 1.將雪梨洗淨，去皮除核，切塊；將百合、蓮子分別洗淨，用水泡發，蓮子去心；枸杞洗淨，待用。

2.鍋置火上，放適量水燒沸，放入雪梨塊、百合、蓮子、枸杞、冰糖，水開後再改小火煲約1小時即可。

療效 清熱去火、滋陰補肺，有助於改善肺熱咳嗽症狀。

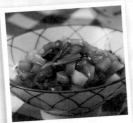

桃梨燜牛肉

食材 牛腿肉50克，桃子100克，梨、番茄、馬鈴薯各50克，蔥頭25克，葡萄乾5克。

調味 植物油、鹽、胡椒粉各適量。

做法 1.牛腿肉洗淨，切成方丁；桃子、梨去皮及核，剖成兩半；番茄洗淨切丁；馬鈴薯去皮，切滾刀塊；蔥頭洗淨切末；葡萄乾洗淨。

2.炒鍋燒熱倒入植物油，待油六分熱時，放入蔥頭末炒至微黃，放入牛肉丁煎至上色，放入番茄丁稍炒片刻，倒入牛肉清湯少許，用大火煮沸，改溫火燜 1 小時，放入桃子、生梨、馬鈴薯燜至熟透，加入鹽、胡椒粉、葡萄乾調味，將牛肉丁盛盤，放上桃子和生梨即可。

療效 促進肌體組織損傷的修復，適宜手術病人調養食用。

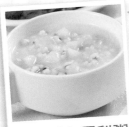

薏仁雪梨粥

食材 薏仁、米各 50克，雪梨 1個。

做法 1.薏仁淘洗乾淨，用清水浸泡4小時；米淘洗乾淨；雪梨洗淨，去皮和蒂，除核，切丁。

2.鍋置火上，放入薏仁、米和適量清水大火煮沸，轉小火煮至米粒熟爛，放入雪梨丁煮沸即可。

療效 利水消腫，適合減肥者及水腫患者食用。

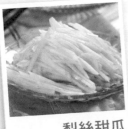

梨絲甜瓜

食材 梨200克、香瓜150克。

調味 白砂糖適量。

做法 1.梨洗淨，去蒂除核，切絲；香瓜洗淨，去蒂除籽，切絲。

2.切好的梨絲和香瓜絲放入盤中，均勻地撒上白砂糖，拌勻即可。

療效 促進食慾，適合胃口不好的人食用。

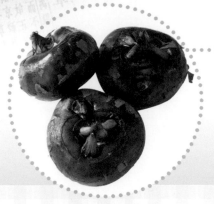

荸薺

調節體內酸鹼平衡

《本草綱目》：「清熱生津、化濕祛痰、涼血解毒。」

🌿 **性味歸經**
性寒，味甘，歸肺、胃經。

🌿 **保健功效**
荸薺中磷的含量較高，能促進人體生長發育和維持生理功能的需要，對牙齒骨骼的發育有很大好處，同時可促進體內的糖、脂肪、蛋白質三大物質的代謝，調節體內酸鹼平衡，有益於身體健康。

🌿 **藥理解析**
荸薺具有生津止渴、清熱化痰、化積利腸、通淋利尿、消癰解毒的功效，可用於熱病消渴、黃疸、目赤（即眼結膜充血）、咽喉腫痛、外感風熱等病症的調養。荸薺對降血壓也有一定的效果。荸薺質嫩多津，對糖尿病尿多者有一定的輔助治療作用。

🌿 **每餐可吃多少？**
每餐1～2個為宜。

🌿 **食用禁忌**
1. 荸薺性寒，不易消化，吃多了會令人腹脹，小兒及消化力弱者不宜多食。
2. 荸薺不宜生吃，因為它含有較多的細菌和寄生蟲，所以一定要洗淨煮透後方可食用。

家庭醫學小知識

上火有時會造成咽喉腫痛，甚至嘴裡會出現小泡泡等口舌瘡症狀。可以把150克荸薺削皮、搗碎，加冰糖和水煮熟，晚上睡前飲用，冷熱均可，對治療口瘡效果很明顯。

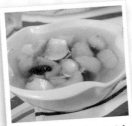

甘蔗荸薺百合汁

食材 ▶ 甘蔗100克、荸薺50克、百合5克。

做法 ▶ 1.將甘蔗、荸薺去皮，洗淨，切碎；百合洗淨。

2.將三者放入鍋內，加適量水，小火燉煮60分鐘，冷卻後取汁，隨需隨飲即可。

療效 ▶ 清熱化痰，適合肺熱引起的咳嗽並且痰多的人食用。

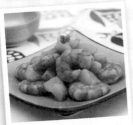

荸薺燒蝦仁

食材 ▶ 荸薺、鮮蝦仁各50克。

調味 ▶ 蔥末、薑末、蒜末、鹽、料酒各適量，植物油4克。

做法 ▶ 1.荸薺去皮，洗淨，切丁；鮮蝦仁挑去沙線，洗淨，加料酒抓勻，醃漬15分鐘。

2.炒鍋置火上，倒入適量植物油，待油溫燒至七分熱，放入蝦仁用溫油炒熟，盛出。

3.原鍋倒入適量底油，待油溫燒至七分熱，加蔥末、薑末、蒜末炒香，放入荸薺丁翻炒均勻，加適量清水燒熟，放入蝦仁炒勻，用鹽調味即可。

療效 ▶ 蝦肉的鈣質和荸薺中的磷可以促進骨骼、牙齒的生長發育，適宜兒童食用。

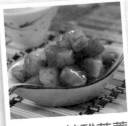

糖醋荸薺

食材 ▶ 荸薺300克。

調味 ▶ 蔥花、薑末、蒜末、太白粉、白砂糖、醋、鹽、植物油各適量。

做法 ▶ 1.荸薺去皮，洗淨，切丁。

2.鍋置火上，倒入適量植物油燒至七分熱，炒香蔥花、薑末、蒜末，放入荸薺翻炒均勻，加醋、白砂糖和適量清水燒至荸薺熟透，用鹽調味，太白粉勾芡即可。

療效 ▶ 利尿消腫，可以減輕孕婦妊娠水腫現象。

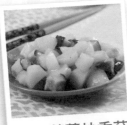

荸薺炒香菇

食材 ▶ 荸薺150克、鮮香菇50克。

調味 ▶ 蔥花、鹽、雞精、植物油各適量。

做法 ▶ 1.荸薺去皮，洗淨，切丁；鮮香菇去柄，洗淨，入沸水中川燙透，撈出，切丁。

2.鍋置火上，倒入適量植物油燒至七分熱，炒香蔥末，放入荸薺翻炒均勻，加適量清水燒至荸薺熟透，放入香菇丁翻炒均勻，用鹽和雞精調味，太白粉勾芡即可。

療效 ▶ 荸薺和香菇都具有降血壓的功效，適合高血壓患者食用。

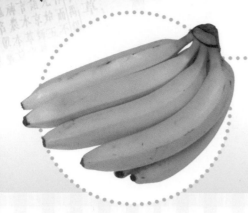

香蕉

減輕心理壓力，增加愉快感

《本草綱目》：「清脾滑腸，脾火盛者食之，反能止瀉、止痢。」

性味歸經

性寒，味甘，歸肺、大腸經。

保健功效

香蕉富含纖維，可刺激腸胃蠕動，增加糞便體積，幫助排便。香蕉富含鎂，具有消除疲勞的功效。容易抑鬱的人適宜常吃些香蕉，因為香蕉所含有的維生素B_6能緩解憂鬱，減輕心理壓力，增加愉快感。

藥理解析

香蕉含有相當多的鉀，可使過多的鈉離子排出，使血壓降低，對高血壓有一定的輔助治療效果。香蕉含有的膳食纖維負責消化脂肪，使腸道對脂肪的吸收率下降，進而降低血脂。香蕉能緩解胃酸對胃黏膜的刺激，是胃病患者理想的食療聖品。

每餐可吃多少？

每餐1個為宜。

食用禁忌

1. 腎炎患者忌吃香蕉。因為香蕉富含鉀和鎂，腎炎病人因為腎臟的排濾功能差，吃香蕉會使血液中的鉀、鎂比例失調，會加重病情。
2. 不宜空腹吃香蕉。因為香蕉含有較多的鎂元素，如果空腹吃香蕉會使人體中的鎂突然升高而對心血管產生抑制作用，不利於身體健康。

家庭醫學小知識

秋冬空氣乾燥的季節，手和腳容易出現皸裂。這時請試著用香蕉皮貼果肉的那一面在皮膚的皸裂處塗擦，每天2～3次，4天左右皸裂就會好起來，皮膚也會光潤細滑許多。

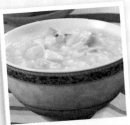

香蕉粥

食材 ▸ 香蕉 1 根、糯米 100 克。
調味 ▸ 冰糖適量。
做法 ▸ 1.糯米淘洗乾淨，用清水浸泡3小時；香蕉去皮，切丁。
　　　2.鍋置火上，倒入糯米和適量清水大火煮沸，轉小火煮至米粒熟爛，加香蕉丁煮沸，放入冰糖煮至溶化即可。
療效 ▸ 潤肺，可改善長年久咳。

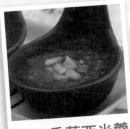

香蕉西米羹

食材 ▸ 香蕉200克、西米50克、豌豆粒25克。
調味 ▸ 枸杞、冰糖各適量。
做法 ▸ 1.西米淘洗乾淨，用清水浸泡4小時；香蕉去皮，切丁；豌豆粒洗淨；枸杞洗淨，用清水泡軟。
　　　2.鍋置火上，倒入適量清水煮沸，放入西米，用小火煮至無白心，加入豌豆、枸杞燒開，撇去浮沫，放入香蕉丁攪勻，加冰糖熬至溶化即可。
療效 ▸ 健脾補胃，助消化，適合消化不良者食用。

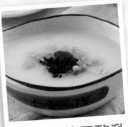

香蕉優酪乳

食材 ▸ 香蕉25克、優酪乳200毫升、熟黑芝麻5克。
做法 ▸ 1.熟黑芝麻碾碎；香蕉洗淨，去皮，切小丁。
　　　2.香蕉和優酪乳一同倒入攪拌機中攪打均勻，倒入杯中，撒上黑芝麻碎末即可。
療效 ▸ 促進腸胃蠕動，幫助排便，適宜於便秘者食用。

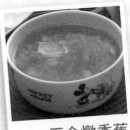

百合燉香蕉

食材 ▸ 百合15克、去皮香蕉2個、冰糖適量。
做法 ▸ 1.香蕉切成塊；百合洗淨備用。
　　　2.將百合、香蕉塊、冰糖放入鍋內，加適量清水，熬成粥狀即可。
療效 ▸ 滋潤咽喉，適合慢性咽喉炎患者食用。

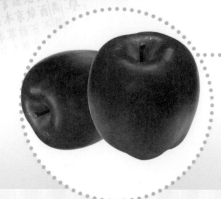

蘋果

保護肺部免受污染和煙塵的影響

《本草綱目》：「治脾虛火盛，補中益氣。」

性味歸經
性平，味甘、微酸，歸脾、肺經。

保健功效
常吃蘋果可改善呼吸系統和肺功能，保護肺部免受污染和煙塵的影響。蘋果的果香具有明顯的消除壓抑感的作用。蘋果中的鋅對兒童的記憶有益，能增強兒童的記憶力。蘋果還有補心潤肺、生津解毒、益氣和胃、醒酒的功效。

藥理解析
蘋果中的多酚及黃酮類等抗氧化物質可以減少肺癌的發生，預防鉛中毒。蘋果中含有的蘋果酸可以穩定血糖，預防糖尿病。蘋果中鉀的含量豐富，能防治高血壓。蘋果汁有殺滅傳染性病毒的作用，常吃蘋果的人比不吃或少吃蘋果的人得感冒的機會要低。

每餐可吃多少？
每餐1個為宜。

食用禁忌
1. 吃蘋果儘量不要削皮。因為蘋果中的維生素和果膠等有效成分大多含在皮和近皮部分。
2. 吃完蘋果後要漱口或刷牙。因為蘋果中含有多種發酵醣類物質，對牙齒有較強的腐蝕性，食用後若不漱口，容易造成齲齒。

家庭醫學小知識
剛出生不久的寶寶如果拉肚子，大便有點稀，但食慾和精神很好，這就是輕度腹瀉。可以將1個蘋果去皮後切成片、蒸熟、搗成泥給孩子吃，連吃2天，就可以緩解腹瀉症狀。

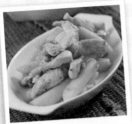

蘋果炒雞柳

食材 雞肉300克、蘋果1個、青椒1個。

調味 薑絲、蒜末、太白粉、花椒油、鹽、味精各適量。

做法 1.蘋果去皮,切粗條浸在鹽水中,避免變黑;青椒洗淨,去蒂及籽,切絲。

2.雞肉洗淨切粗條,用鹽、太白粉、花椒油調製的醃料醃15分鐘,然後放沸水中燙至將熟。

3.鍋置火上,放入油爆炒薑絲,放入青椒絲炒至將熟時,加入蒜末炒片刻,下雞肉、蘋果炒幾分鐘,加入鹽和味精稍炒,裝盤即可。

療效 開胃、減肥、養血,適合食欲不振、身體肥胖及貧血的人食用。

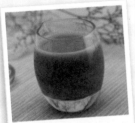

香蕉鳳梨蘋果汁

食材 香蕉2根、鳳梨1/4個、蘋果1個。

調味 淡鹽水、蜂蜜各適量。

做法 1.香蕉、鳳梨去皮,蘋果去皮、去核,切成大小適中的塊,將鳳梨塊放入淡鹽水中浸泡一會兒。

2.將3種水果一起放入榨汁機中榨汁,用蜂蜜調味即可。

療效 減輕心理壓力,緩解疲勞,有助睡眠,適合失眠患者食用。

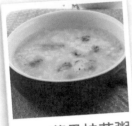

蘋果桂花粥

食材 蘋果2個、米100克、乾桂花適量。

調味 白砂糖適量。

做法 1.蘋果洗淨去皮切塊;米淘淨,用溫水浸泡;乾桂花洗淨泡開。

2.鍋置火上,加水燒開,放入米煮至米爛,加入蘋果塊、乾桂花煮熟,加白砂糖調味即可。

療效 止瀉,適合腹瀉的人食用。

杏仁蘋果豆腐羹

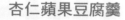

食材 豆腐3塊、杏仁10粒、蘋果1個、冬菇4個。

調味 鹽、植物油、白砂糖、味精各少許,太白粉適量。

做法 1.將豆腐切成小塊,在水中泡一下後撈出;杏仁用溫水泡一下,去皮;蘋果洗淨去皮切成粒,與杏仁攪勻。

2.冬菇洗淨,泡軟後打碎製成蓉,與豆腐、水一起煮沸,加鹽、植物油、白砂糖,再淋入太白粉,製成豆腐羹,冷卻後,加杏仁、蘋果粒、味精拌勻即可。

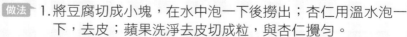

療效 健腦益智,適合嬰幼兒食用。

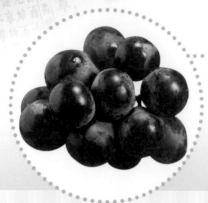

葡萄

體弱、貧血者的滋補品

《本草綱目》：「主治筋骨濕痺、益氣、倍力強志，令人肥健、耐饑、忍風寒。久食，輕身不老延年。」

性味歸經

性平，味甘、酸，歸肺、脾、腎經。

保健功效

中醫認為，葡萄具有補肝腎、益氣血、開胃力、生津液和利小便的功效，常吃葡萄對神經衰弱、疲勞過度很有益處。把葡萄製成葡萄乾後，糖和鐵的含量會相對較高，是婦女、兒童和體弱貧血者的滋補佳品。

藥理解析

葡萄能降低人體血清膽固醇水平，降低血小板的凝聚力，對預防心腦血管疾病有一定的輔助功效。葡萄有很好的保肝護肝作用，可以有效抑制肝炎病毒。葡萄汁對血管硬化和腎炎病人的康復有輔助療效。現代醫學研究表明，葡萄還具有抗癌防癌的作用。

每餐可吃多少？

每餐50克為宜。（生重）

食用禁忌

1. 脾胃虛寒者不宜多食葡萄，多食則令人泄瀉。
2. 吃葡萄後不要馬上喝水，不然容易拉肚子。

家庭醫學小知識

長輩年紀大了，容易患有慢性胃炎，胃口經常不好。請試試讓家長每次飯前嚼食葡萄乾，每天6～9克，這樣既能開胃，又可補虛弱。

本草食療方

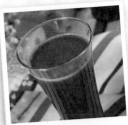

葡萄甘蔗汁

食材 葡萄200克、甘蔗1段。
做法 1.葡萄洗淨;甘蔗榨汁。
2.將葡萄放入攪拌機中,倒入甘蔗汁一起攪碎即可。
療效 葡萄與甘蔗都具有解酒醒酒的功效,適宜常飲酒者飲用。

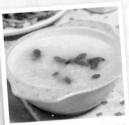

香蕉葡萄粥

食材 糯米120克、香蕉50克、葡萄乾20克、熟花生20克。
調味 冰糖適量。
做法 1.將香蕉剝皮,切成小丁;葡萄乾洗淨;熟花生去皮後用刀剁;糯米洗淨後用水浸泡1小時。
2.鍋置火上,放入清水和糯米,大火煮開後,轉小火熬煮1小時左右,將葡萄乾、冰糖放入粥中,熬煮20分鐘後加入香蕉丁、花生碎末即可。
療效 消脂利尿,適合肥胖、血脂高及小便不暢的人食用。

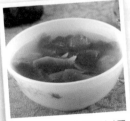

木瓜葡萄湯

食材 葡萄300克、木瓜30克。
調味 冰糖適量。
做法 1.將木瓜用適量清水潤透並洗淨後切成薄片;葡萄去皮後洗淨;冰糖研碎成屑。
2.鍋置火上,加入適量清水,將木瓜、葡萄放入鍋內,用大火燒沸,再用小火煮25分鐘後,加入冰糖攪勻即可。
療效 祛風濕,止疼痛,適於風濕疼痛、風痹等症患者食用。

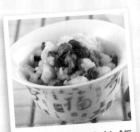

羊肉葡萄乾飯

食材 米飯(蒸)200克、熟羊肉150克、葡萄乾50克、鳳梨50克。
調味 料酒、蔥汁、薑汁、鹽、植物油各適量。
做法 1.將鳳梨去皮,用鹽水泡一下,然後切丁;熟羊肉切丁。
2.鍋置火上,放入油燒熱,放入羊肉丁、料酒、蔥汁、薑汁略炒,然後放入葡萄乾、鳳梨炒勻,最後加入挑散的米飯,加鹽炒勻即可。
療效 補虛養身、壯腰健腎,適合男性食用。

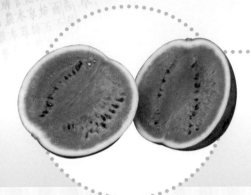

西瓜

利尿並消除腎臟炎症

《本草綱目》：「消暑熱，解煩渴，寬中下氣，利水，治血痢。」

🍂 **性味歸經**

性寒，味甘，歸心、胃、膀胱經。

🍂 **保健功效**

西瓜具有生津止渴、清熱解暑的功效，可用於口鼻生瘡、胸悶腹脹、暑熱及中暑的調養。西瓜汁和鮮嫩的瓜皮可以增加皮膚彈性，減少皺紋。

🍂 **藥理解析**

西瓜皮可以消炎、降壓，減少膽固醇沉積，軟化及擴張血管，有效預防心血管疾病的發生。西瓜利尿效果非常明顯，可以減少膽色素的含量，並可使大便通暢，對黃疸有一定的輔助治療作用。

🍂 **每餐可吃多少？**

每餐150～200克為宜。（生重）

🍂 **食用禁忌**

1. 西瓜一次不宜吃得過多，不然會沖淡胃液，降低胃酸，造成消化不良。
2. 西瓜性寒，脾胃虛寒的人一次不宜吃得太多。
3. 感冒初期不宜吃西瓜，因其會加重感冒症狀或延長病情。
4. 西瓜含有果糖和葡萄糖，糖尿病患者一次不要食用過多，以免使血糖升高。

家庭醫學小知識

夏季天熱，有些人非常容易上火，因此感到口乾舌燥、心煩意亂。除了多喝水外，可以試試喝一些西瓜汁。將西瓜打成汁，每天喝一些，症狀就會減輕。

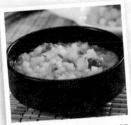

綠豆西瓜粥

食材 西瓜皮、米各50克,綠豆25克。

做法 1.綠豆挑去雜質,用清水浸泡6~12小時,洗淨;削去西瓜皮的外皮,片去紅瓤,洗淨,切丁;米淘洗乾淨。

2.鍋置火上,倒入米和綠豆,加適量清水大火煮沸,轉小火煮至米和綠豆熟爛的稠粥,放入西瓜丁煮5分鐘即可。

療效 去火,能有效祛除上火引起的便秘症狀。

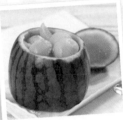

冰糖蜜西瓜

食材 西瓜1個。

調味 蜂蜜、冰糖各50克。

做法 1.將西瓜洗淨,切下蒂部(約10公分)作蓋,用湯匙挖去少量瓜瓤。

2.將冰糖略砸碎,與蜂蜜一同裝入西瓜內,加蓋,放在大碗內,隔水蒸1小時取出即可。

療效 清熱化痰、定喘,適合患有哮喘症的人食用。

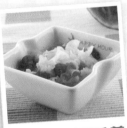

銀耳西瓜羹

食材 西瓜瓤400克、乾銀耳8克。

調味 冰糖、太白粉各適量。

做法 1.將銀耳洗淨撕成片;將西瓜瓤切丁。

2.鍋置火上,加放適量清水,放入銀耳,用小火熬10分鐘,加入冰糖熬化,撇去浮沫。

3.將西瓜丁放入鍋內,用太白粉勾芡盛入湯碗即可。

療效 增強肌膚彈性、淡斑,適宜女性食用。

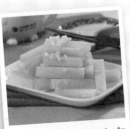

涼拌西瓜皮

食材 西瓜皮250克。

調味 蒜末、鹽、雞精、香油各適量。

做法 1.削去西瓜皮的外皮,片去紅瓤,洗淨,切條。

2.取小碗,放入鹽、雞精、蒜末和香油攪拌均勻成調味醬。

3.取盤,放入切好的西瓜皮,淋入調味醬拌勻即可。

療效 生津止渴、降糖降壓,適合糖尿病及高血壓患者食用。

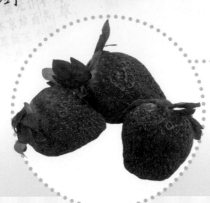

草莓

可以吸附體內的致癌物質

《本草綱目》：「清暑、解熱、生津止渴、消炎、止痛、潤肺、助消化。」

🍃 **性味歸經**

性涼，味甘、酸，歸脾、胃、肺經。

🍃 **保健功效**

草莓具有清暑解熱、生津止渴、利尿止瀉的功效。草莓中所含的胡蘿蔔素是合成維生素A的重要物質，具有明目養肝的作用。草莓能分解食物中的脂肪，促進食欲，幫助消化，促進消化液分泌和胃腸蠕動，排除多餘的膽固醇。草莓對貧血有一定的滋補調理作用。女性常吃草莓，對皮膚、頭髮均有保健作用。

🍃 **藥理解析**

草莓具有輔助降血糖的功效。草莓中的維生素C除了可以預防壞血病外，對動脈硬化、冠心病、心絞痛、腦溢血、高血壓、血脂異常症等疾病都有積極的預防作用。草莓中所含的鞣酸豐富，在體內可吸附和阻止致癌物質的吸收，具有防癌作用。

🍃 **每餐可吃多少？**

每餐10顆為宜。

🍃 **食用禁忌**

1. 草莓中含草酸較多，尿道結石病人不宜多食。
2. 個大色鮮、形狀畸形、中間空心的草莓不宜多吃，這種草莓往往是濫用激素造成的，長期大量食用有可能損害人體健康。

🌿 本草食療方

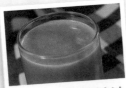

草莓柚汁

食材 草莓150克、柚子肉50克。

做法 1.草莓洗淨，去蒂，切小塊，放入榨汁機中打成汁，倒出。
2.柚子肉切小塊，放入榨汁機中打成汁，倒出。
3.草莓汁和柚子汁一同倒入杯中，調勻飲用即可。

療效 草莓具有降血糖的功效，柚子肉中含有作用類似於胰島素的成分，能降低血糖，適合糖尿病患者食用。

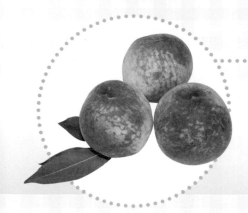

桃子

有效預防肺部疾病

《本草綱目》：「主治半身不遂、上氣咳嗽、胸滿氣喘。」

🍂 性味歸經
性溫，味甘、酸，歸胃、大腸經。

🍂 保健功效
桃子具有補益氣血、養陰生津的作用，適合大病之後氣血虧虛、面黃肌瘦、心悸氣短者食用。桃子還含有較多的有機酸和纖維素,可以增加食欲,幫助消化。

🍂 藥理解析
桃子的含鐵量較高，是缺鐵性貧血病人的理想輔助食物。桃子含鉀多，含鈉少，適合高血壓患者食用。桃子有活血化淤、潤腸通便的作用，可用於閉經、跌打損傷等症的輔助治療。桃子對慢性支氣管炎、支氣管擴張症、肺纖維化、肺不張、肺結核等引起的乾咳、咳血、慢性發熱、盜汗等症有輔助治療作用。

🍂 每餐可吃多少？
每餐1個為宜。

🍂 食用禁忌
1. 桃子性溫，內熱偏盛、易生瘡癤的人不宜多吃。
2. 桃子在食用前宜將桃毛洗淨，以免刺激皮膚引起皮疹，或吸入呼吸道內引起咽喉刺癢及咳嗽等。

本草食療方

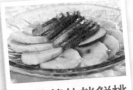

香蕉片拌鮮桃

食材 新鮮桃子、香蕉各400克。

調味 檸檬汁、白砂糖、白葡萄酒各適量。

做法 1.桃子洗淨，去核及皮，切成薄片；香蕉剝皮，斜切成片。
2.將檸檬汁和白砂糖、白葡萄酒調勻，澆在桃片和香蕉片上拌勻，放入冰箱，食用時取出即可。

療效 增進食欲，消除疲勞，穩定血壓。

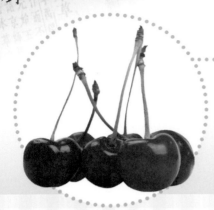

櫻桃

可以促進血紅蛋白的再生

《本草綱目》：「治一切虛症，能大補元氣、滋潤皮膚；浸酒服之治左癱右瘓、四肢不仁、風濕腰腿疼痛。」

🍂 **性味歸經**

性溫，味甘、酸，歸脾、肝經。

🍂 **保健功效**

櫻桃含鐵量高，常吃櫻桃可以促進血紅蛋白再生，這樣既可防治缺鐵性貧血，又可增強體質、健腦益智。櫻桃具有健脾和胃、調中益氣的功效，可用於食欲不振、消化不良的調養。

🍂 **藥理解析**

櫻桃有祛風濕的功效，可用於風濕性關節炎、腰膝酸痛、關節不利等病症的輔助治療。櫻桃還具有防治麻疹的功效，麻疹流行時，給小孩飲用櫻桃汁能夠預防感染。櫻桃核則具有發汗透疹解毒的作用。

🍂 **每餐可吃多少？**

每餐5個為宜。

🍂 **食用禁忌**

1. 櫻桃性溫熱，熱性病及虛熱咳嗽者忌食。
2. 患有便秘、痔瘡、高血壓、喉嚨腫痛者不宜多吃櫻桃，容易加重病情。

家庭醫學小知識

最近天氣異常，台灣的冬天越來越冷，如果不小心長了凍瘡，就會皮膚紅腫並且癢得難受。其實預防勝於治療，夏天盛產的櫻桃其實有很好的預防與治療效果。取10粒紅櫻桃，放在手心中擠壓出汁，然後立即塗抹在易出現凍瘡的手背與耳朵部位並反復搓揉至發熱，如此就能預防凍瘡。

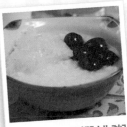

銀耳櫻桃粥

食材 ▸ 泡發的乾燥銀耳30克、米50克、櫻桃30克。

調味 ▸ 桂花糖、冰糖各適量。

做法 ▸ 1.米淘洗乾淨；銀耳洗淨，去蒂；櫻桃洗淨，去蒂，切碎。

　　　2.將米放入鍋中，加入適量清水熬煮成粥，加入冰糖溶化，加入銀耳中火煮10分鐘，放入櫻桃、桂花糖調味，煮沸即可。

療效 ▸ 補氣養血、美容養顏，適合氣血虛弱的女性食用。

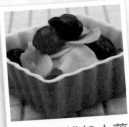

蜜棗櫻桃扒山藥

食材 ▸ 山藥1000克、蜜棗150克、櫻桃10粒。

調味 ▸ 植物油、白砂糖、太白粉各適量。

做法 ▸ 1.山藥洗淨煮熟，冷後剝去皮，切片；蜜棗用熱水洗淨，切成兩半，去核；櫻桃去核備用。

　　　2.在扣碗內抹上植物油，放上櫻桃，蜜棗圍在櫻桃周圍，擺入山藥片，撒少許白砂糖，上鍋蒸熟後，取出扣碗，扣入盤內。

　　　3.鍋置火上，加入適量清水，加糖燒至溶化，淋入太白粉勾稀芡，倒入盤內即可。

療效 ▸ 養心安眠，失眠者宜食用。

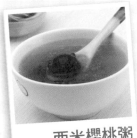

西米櫻桃粥

食材 ▸ 西米100克、櫻桃200克。

調味 ▸ 白砂糖適量。

做法 ▸ 1.將鮮櫻桃洗淨，剔去核，用適量白砂糖醃好；西米淘洗乾淨，用冷水浸泡2小時，撈起瀝乾水分。

　　　2.鍋置火上，加入適量清水，加入西米，用大火煮沸，改用小火煮到西米浮起，呈稀粥狀，放入櫻桃，燒沸，待櫻桃浮在西米粥上時即可。

療效 ▸ 養肺祛痰，適合咳嗽痰多者食用。

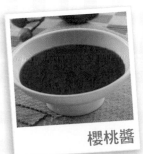

櫻桃醬

食材 ▸ 櫻桃1000克。

調味 ▸ 白砂糖、檸檬汁各適量。

做法 ▸ 1.將鮮櫻桃洗淨，剔去核。

　　　2.鍋置火上，加入適量清水，把果肉與白砂糖一同入鍋，用大火將其煮沸後，用中火煮，撇掉浮沫，再煮稠，放入檸檬汁，略煮一下出鍋即可。

療效 ▸ 祛風濕，對風濕腰膝疼痛、四肢麻木有療效，適合風濕性關節炎患者食用。

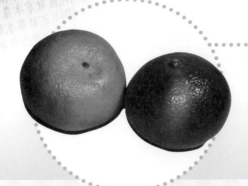

橘子

有效緩解咳嗽症狀

《本草綱目》：「甘的潤肺，酸的止消渴、開胃、除胸中膈氣。」

🌿 **性味歸經**

性涼，味甘、酸，歸肺、胃經。

🌿 **保健功效**

橘子具有開胃理氣、潤肺的作用，富含的維生素C與檸檬酸具有美容和消除疲勞的作用。橘子中含有膳食纖維及果膠，可以促進排便，並且可以降低膽固醇。

🌿 **藥理解析**

橘子能促進呼吸道黏膜分泌物的增加，有利於痰液的排出，起到止咳平喘、祛痰的作用。常吃橘子，對治療急慢性支氣管炎、老年咳嗽氣喘、津液不足、消化不良、慢性胃病等有一定的效果。橘子肉中含有類似胰島素的成分，是糖尿病患者的理想食品。

🌿 **每餐可吃多少？**

每餐1個為宜。

🌿 **食用禁忌**

1. 橘子含熱量較多，如果一次食用過多，就會「上火」，促發口腔炎、牙周炎等症。
2. 橘子性涼，風寒咳嗽、痰飲咳嗽者不宜食用橘子。

家庭醫學小知識

寶寶一受涼就容易咳嗽，而且痰多，這時候可以讓他吃烤橘子。把橘子直接放在小火上烤，並不斷翻動，烤到橘皮發黑，並有熱氣從橘子裡冒出來，離火，放涼至不燙手；剝去橘皮，讓孩子吃溫熱的橘瓣。如果是大橘子，孩子一次吃2～3瓣就可以了，如果是小橘子，孩子一次可以吃1個。

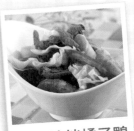

涼拌橘子鴨

食材 ▸ 橘子2個、番茄1個、萵苣半棵、熟鴨脯肉300克。

調味 ▸ 鹽、檸檬汁、胡椒粉各適量。

做法 ▸ 1.將橘子去皮撕成瓣狀；將番茄切成長條；萵苣用手撕成瓣狀；熟鴨脯肉切成片狀備用。
2.把所有材料與鹽、檸檬汁、胡椒粉混合拌勻即可。

療效 ▸ 利濕瀉火，適用於祛除暑熱、改善咽乾口渴、食少便乾等上火症狀，特別適合暑熱或乾燥季節體內有熱、上火的人食用。

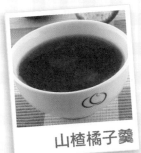

山楂橘子羹

食材 ▸ 山楂糕、橘子各250克。

調味 ▸ 白砂糖、太白粉各適量。

做法 ▸ 1.將山楂糕切成碎塊；橘子去皮及核，並切成塊。
2.鍋置火上，加入適量清水，水沸後將山楂糕放入鍋中煮15分鐘，再放入白砂糖和橘子，水開後勾稀芡即可。

療效 ▸ 健脾開胃、助消化，適合食欲不振和消化不良者食用。

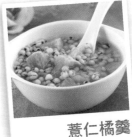

薏仁橘羹

食材 ▸ 橘子300克、薏仁100克。

調味 ▸ 白砂糖、糖桂花、太白粉各適量。

做法 ▸ 1.將薏仁淘洗乾淨，用冷水浸泡2小時；將橘子剝皮，掰成瓣，切成丁。
2.鍋置火上，加入適量清水，放入薏仁，先用大火煮沸，然後改用小火慢煮，煮到薏仁爛熟時加白砂糖、糖桂花、橘子丁燒沸，用太白粉勾稀芡即可。

療效 ▸ 薏仁具有利水消腫、養顏減肥的功效，橘子也有很好的美容功效，適合女性食用。

燴水果

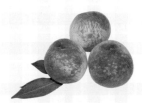

食材 ▸ 香蕉、鴨梨、蘋果、橘子、桃各50克。

調味 ▸ 冰糖適量。

做法 ▸ 1.香蕉去皮，洗淨，切片；蘋果、鴨梨、桃去皮除核，洗淨，切成2公分見方的塊；橘子去皮，擇淨白膜。
2.鍋置火上，放入適量清水燒沸，加冰糖熬至溶化，倒入大碗裡，放涼後放入冰箱的冷藏室冷藏40分鐘。
3.將所有水果一同放入盤內，倒入冷藏過的冰糖水即可。

療效 ▸ 保持血壓穩定，適合高血壓患者食用。

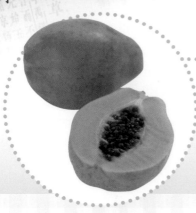

木瓜

對乳腺發育很有助益

《本草綱目》：「平肝和胃，舒筋絡，活筋骨，降血壓。」

🍂 **性味歸經**

性溫，味甘，歸肝、脾經。

🍂 **保健功效**

木瓜有健脾消食的作用，有利於人體對食物進行消化和吸收。木瓜營養豐富，可以有效補充人體的養分，提高免疫力，還可以消暑解渴、潤肺止咳、助消化。木瓜中的木瓜酶對乳腺發育很有助益。

🍂 **藥理解析**

木瓜含有的番木瓜鹼不僅具有抗腫瘤功效，對淋巴細胞性白血病具有強烈的抗癌活性，還具有緩解痙攣疼痛的功效，對手腳痙攣有明顯的改善作用。木瓜具有抗結核桿菌及寄生蟲的功效，對熱感咳嗽和各種結核病有輔助治療作用。

🍂 **每餐可吃多少？**

每餐1/4個為宜。

🍂 **食用禁忌**

1. 孕婦不能吃木瓜，易引起子宮收縮，導致流產、早產。
2. 過敏體質者應慎吃木瓜。

家庭醫學小知識

胃不好，常常會出現胃痛該怎麼緩解呢？可以試試喝一些木瓜汁。木瓜250克，用水洗淨，切開取出瓜瓤，放入榨汁機，用細布過濾其渣，一碗分3次飲用。木瓜對緩解痙攣疼痛有很好的效果。

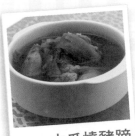

木瓜燒豬蹄

食材▶ 豬蹄300克、木瓜150克。

調味▶ 料酒、姜片、蔥段、鹽、味精、植物油各適量。

做法▶ 1.將木瓜洗淨後切成薄片；豬蹄去毛後切成段。
2.鍋置火上，倒入植物油燒到六分熱時，放入薑蔥爆香，隨即放入豬蹄、料酒和木瓜，炒至變色之後，加少許水燒熟，加入鹽、味精即可。

療效▶ 通乳，適合產後婦女食用。

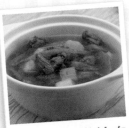

木瓜燉羊肉

食材▶ 木瓜200克、羊肉100克、白蘿蔔100克。

調味▶ 料酒、姜片、蔥段、鹽、雞精、胡椒粉、香菜末各適量。

做法▶ 1.將木瓜洗淨，切片；羊肉洗淨，切塊；白蘿蔔去皮，切塊。
2.鍋置火上，加水適量，放入木瓜、白蘿蔔、羊肉、料酒、薑片、蔥段，用大火煮沸，再用小火燉煮35分鐘，加入鹽、雞精、胡椒粉、香菜末即可。

療效▶ 益腎填精，適合有腰酸、肢冷、腿軟、性功能減退、耳鳴等腎虛症狀的男性食用。

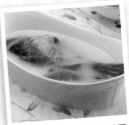

木瓜魚尾湯

食材▶ 木瓜半個、草魚尾1條。

調味▶ 杏仁、薑絲、蒜蓉、鹽各適量。

做法▶ 1.將草魚尾洗淨；將木瓜洗淨剖開，去掉瓜瓤，切成片。
2.鍋置火上，加入適量清水，草魚尾放入鍋內，同時放入少量薑絲、蒜蓉，用小火煮開後，將木瓜片和杏仁放入魚湯中，用中火煮3小時，加鹽調味即可。

療效▶ 提高人體免疫力，抵制腫瘤，適合癌症患者食用。

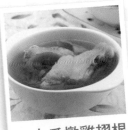

木瓜燉雞翅根

食材▶ 木瓜200克、雞翅根80克。

調味▶ 料酒、姜片、蔥段、味精、鹽、香油各適量。

做法▶ 1.將木瓜洗淨剖開，去掉瓜瓤，切成片；雞翅根洗淨。
2.鍋置火上，加入適量清水，將木瓜、雞翅根、料酒、薑片、蔥段一同放入鍋內，用大火燒沸，再用小火燉45分鐘，加入鹽、味精、香油即可。

療效▶ 舒經活絡、益氣補虛，適用於風濕疼痛、腰膝酸軟等症，適合風濕病、體虛者食用。

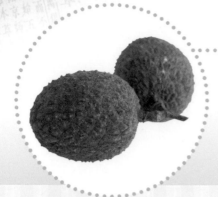

荔枝

明顯改善失眠、健忘等症

《本草綱目》：「補脾益肝，通神益智。」

🍂 **性味歸經**

性溫，味甘、酸，歸心、脾、肝經。

🍂 **保健功效**

荔枝果肉具有補心安神的功效；荔枝核具有理氣散結、補腎益肝的功效。荔枝對大腦組織有很好的補養作用，能明顯改善失眠、健忘等症，還可以提高人體免疫力。荔枝還可促進微細血管的血液循環，防止雀斑的發生，令皮膚更加光滑。

🍂 **藥理解析**

荔枝具有養陰生津、補血、理氣止痛的功效，用於脾虛泄瀉、氣虛胃寒、打嗝、貧血、老人五更瀉（腎虛晨瀉）等輔助調養。荔枝中含有一種能降血糖的物質，對糖尿病患者十分適宜。

🍂 **每餐可吃多少？**

每餐10顆為宜。

🍂 **食用禁忌**

荔枝性溫，易上火的人最好少吃荔枝，以免上火或加重上火症狀。

家庭醫學小知識

體質偏寒的人，脾胃通常都不是太好，請試著自己做上一些荔枝酒飲用吧。荔枝5顆，酒50毫升，把荔枝去皮，和酒一起入鍋，加適量水，在火上煮沸10分鐘即可，每日分2～3次食用，喝湯、吃荔枝肉。不行請就醫。

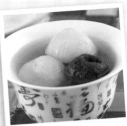

山楂荔枝湯

食材 山楂50克、荔枝50克。

做法 1. 將山楂洗淨；荔枝去枝、去皮。
2. 鍋置火上，加入適量清水，將山楂、荔枝放入水中煮沸，改用小火煨10分鐘即可。

療效 開胃健脾、美容養顏，女性常飲會膚色紅潤、細嫩。

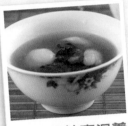

荔枝棗泥羹

食材 乾荔枝、紅棗乾各20顆。

調味 白砂糖適量。

做法 1. 將荔枝剝皮去核取肉；將紅棗煮熟去皮及核，搗成棗泥。
2. 鍋置火上，加入適量清水，將荔枝、紅棗、少許白砂糖放入鍋中煮熟即可。

療效 止遺尿，適合夜間頻尿或小兒遺尿者食用。

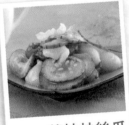

荔枝炒絲瓜

食材 絲瓜250克、荔枝100克。

調味 植物油、鹽、味精各適量。

做法 1. 將荔枝去皮、核，放在沸水中川燙一下，撈出瀝乾；絲瓜去皮洗淨，切片。
2. 鍋置火上，倒油燒熱，放入荔枝肉翻炒，再放入絲瓜片、鹽炒熟，撒入味精即可。

療效 提高免疫力，增智益腦，適合少年兒童食用。

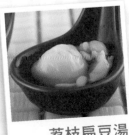

荔枝扁豆湯

食材 荔枝10顆、扁豆20克。

做法 1. 荔枝去皮、核；扁豆淘洗乾淨，用清水浸泡4～6小時。
2. 鍋置火上，加入適量清水燒開，放入扁豆煮至九成熟，加荔枝肉煮至扁豆熟透，喝湯、吃荔枝肉和扁豆即可。

療效 補氣和中、健脾止瀉，適合神疲乏力、脾氣虛弱、食欲不振及大便稀軟者食用。

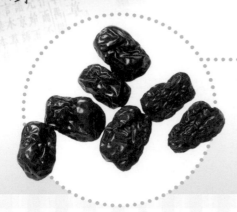

紅棗

抗過敏，提高免疫力

《本草綱目》：「主心腹邪氣，安中，平胃氣，養脾氣，通九竅，助十二經，補少氣、少津液、身體虛弱等。」

性味歸經

性平、溫，味甘，歸脾、胃經。

保健功效

紅棗最突出的特點是維生素含量高，它可以抗過敏、寧心安神、益智健腦、增強食欲。紅棗能提高人體免疫力，可以抑制癌細胞擴散，甚至可使癌細胞向正常細胞轉化。紅棗中富含鈣和鐵，對防治骨質疏鬆產生的貧血有重要作用。紅棗對病後體虛的人也有良好的滋補作用。

藥理解析

紅棗中所含的蘆丁可以使血管軟化、降低血壓，對高血壓病有防治功效。常吃紅棗可以預防膽結石，因為紅棗中豐富的維生素C使體內多餘的膽固醇轉變為膽汁酸，膽固醇少了，結石形成的機率也就隨之減少。

每餐可吃多少？

每餐3～4顆為宜。

食用禁忌

1. 紅棗一次不宜吃得過多，不然會出現胃酸過多、腹脹等不適感。
2. 在服用退燒藥的時候忌吃紅棗。

本草食療方

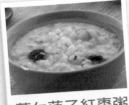

薏仁蓮子紅棗粥

食材 薏仁50克、乾蓮子5克、乾紅棗5克、米50克。

做法 1. 薏仁和乾蓮子分別放進水裡浸泡1個小時左右，泡好洗淨，放入小鍋中。
2. 米、紅棗分別淘洗乾淨後也放入小鍋中，加適量水大火燒開後改小火繼續熬煮至粥稠、薏仁開花即可。

療效 清熱去火，適合面舌生瘡、胃火不清、陰虛肺熱的人食用。

PART 7 | 花草茶飲食療本草

花草茶是一種以藥草為原料配製的飲品，民間有「百草皆是藥」的說法；藥草含有天然的香氣和豐富的維生素，其作為食療之方很早就記錄在《本草綱目》等醫療典籍中，是最天然健康的養生保健選擇。

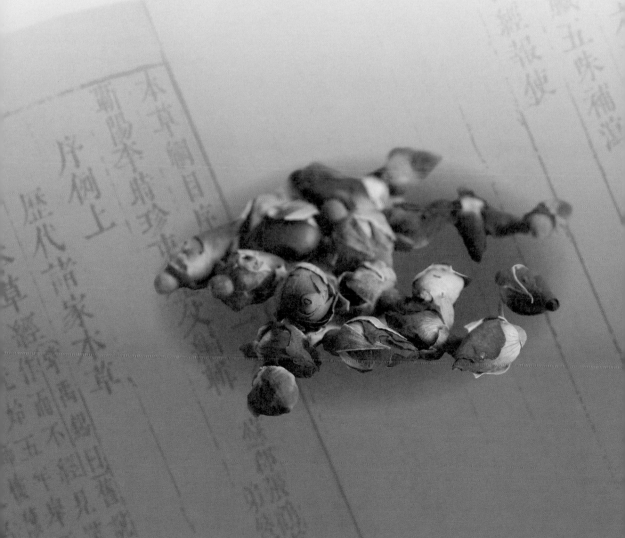

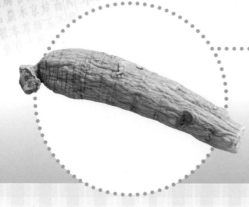

人參

大補元氣，改善心臟功能

《本草綱目》：「補五臟、安精神、定魂魄、止驚悸、除邪氣、明目、開心、益智，久服輕身延年。」

🍂 **性味歸經**

性微溫，味甘、微苦，歸脾、肺、心、腎經。

🍂 **保健功效**

人參具有大補元氣、強身健體、提高人體免疫力的作用，可以調節中樞神經系統，改善大腦的興奮與抑制過程，能提高腦力與體力勞動的效率，並有抗疲勞的作用。人參中的活性物質可以抑制黑色素的還原性能，使皮膚潔白光滑，是護膚美容的佳品。

🍂 **藥理解析**

人參能夠改善心臟功能，增加心肌收縮力，減慢心率，對心臟功能、心血管、血流都有一定的影響，對高血壓、冠心病、動脈硬化有一定的預防作用。人參具有降血糖的作用，對高血糖病症有一定的療效。人參還具有抗腫瘤的作用。

🍂 **用法用量**

內服：煎湯，每餐3～10克為宜。（生重）

🍂 **食用禁忌**

1. 人參對大腦皮質有興奮作用，所以睡前不宜服用人參，有可能會導致失眠。
2. 不可長期大量服用人參，否則會造成失眠、心悸、血壓升高等不良症狀。

🌿 本草食療方

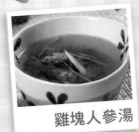

雞塊人參湯

食材 雞塊500克、人參3克。

調味 蔥段、薑塊、鹽、料酒、香油各適量。

做法 1.雞塊洗淨，入沸水中川燙透，撈出；人參洗淨。
2.沙鍋倒入適量溫水後置火上，放入雞塊、人參、蔥段、薑塊、料酒，大火燒開後轉小火燉至雞塊肉爛，用鹽和香油調味即可。

療效 補血益氣，適合氣血兩虛、抵抗力低下者，尤其適合產後婦女食用。

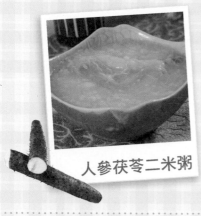

人參茯苓二米粥

食材 人參3克，茯苓15克，山藥30克，小米和米各15克。

做法 1.先將人參、茯苓、山藥洗淨，焙乾，研成細粉備用；將小米、米洗淨。

2.沙鍋置於火上，將小米、米放入鍋內，加適量清水，大火燒沸，加入山藥粉及適量清水，用小火燉至米爛成粥即可。

療效 補脾益腎、養心益智，適宜中老年人免疫功能下降、智力減退者食用。

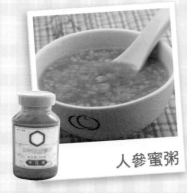

人參蜜粥

食材 人參5克、蜂蜜40克、米100克。

調味 薑汁、韭菜各適量。

做法 1.把人參切成小片，用清水浸泡12小時；韭菜搗成汁；米淘洗乾淨。

2.沙鍋置火上，將人參和米一起放入鍋中，用小火煨30分鐘，放入蜂蜜、生薑汁和韭菜汁調勻，再煮片刻即可。

療效 補中益氣，增強體力，增加受孕機會，適合準備生育的男性和女性食用。

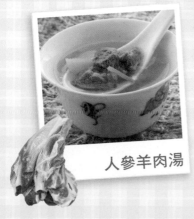

人參羊肉湯

食材 羊肉250克、人參10克、枸杞15克。

調味 蔥段、薑片、鹽各適量。

做法 1.人參、枸杞洗淨，放入沙鍋中，用清水浸泡30分鐘，置火上，大火燒開後轉小火煎30分鐘，取汁；羊肉洗淨，切塊。

2.人參枸杞汁倒入沙鍋中，放入羊肉、蔥段、薑片和蓋過鍋中食材的清水，小火燉至羊肉爛，加少許鹽調味即可。

療效 補脾腎，主治低血壓屬脾腎陽虛症，頭暈目眩、體倦無力、腰酸腿軟、小便頻數、大便溏瀉者食用。

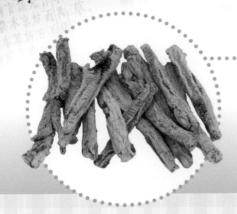

黨參

抑制胃酸分泌，抵抗胃潰瘍

《本草綱目》：「益氣補血，生津止渴，和胃健脾，為中藥中之大補珍品。」

性味歸經
性平，味甘、微酸，歸脾、肺經。

保健功效
黨參具有補中益氣、益智、鎮靜催眠、抗驚厥等作用，可以使神經系統興奮，從而振奮精神、消除疲勞。

藥理解析
黨參可用來治療脾虛氣弱、倦怠乏力、食少口渴、久瀉脫肛等症。黨參能擴張血管從而起到降低血壓的作用。黨參能增加紅血球和血紅蛋白的數量，有很好的造血功能，對化療、放療所引起的白血球下降有提升作用。黨參不僅可以調節胃腸運動、抑制胃酸分泌、抗潰瘍，還有強心、抗休克、抗心肌缺血和抑制血小板聚集等作用。

用法用量
內服：煎湯，每次9～15克；或入丸、散，或熬膏。（生重）

食用禁忌
服用黨參後，不宜喝茶，因為茶葉中所含的鞣酸會影響人體對黨參中營養物質的吸收。

本草食療方

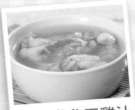

黨參田雞汁

食材 田雞2隻、黨參3克。

調味 鹽、味精各適量。

做法 1.將田雞宰洗乾淨，去皮，切塊；黨參洗淨，切段。

2.沙鍋置火上，加入適量清水，將田雞放入鍋中，煮沸後，加入黨參，燉1小時左右，加入味精、鹽即可。

療效 健脾益腎，適合脾虛濕盛、腎氣虛弱、慢性腎炎患者食用。

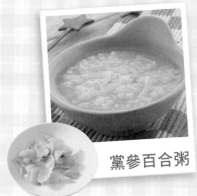

食材 ▶ 米100克、乾百合20克、黨參30克。

調味 ▶ 冰糖適量。

做法 ▶ 1.將米與百合洗淨；黨參濃煎取汁，備用。

2.鍋置火上，加適量清水，將百合和米放入鍋中煮成粥，最後加入黨參汁及冰糖即可。

療效 ▶ 益氣、潤肺、止咳，適合身體虛弱伴有肺炎並咳嗽的患者食用。

黨參百合粥

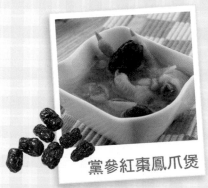

食材 ▶ 黨參100克、紅棗10顆、鳳爪（雞爪）300克。

調味 ▶ 鹽、味精、薑片、白砂糖各適量。

做法 ▶ 1.將鳳爪洗淨切成塊；紅棗洗淨；黨參切段。

2.沙鍋置火上，加入適量清水，將鳳爪、紅棗、薑片、黨參放入鍋內，煲40分鐘，調入鹽、味精、白砂糖，用小火再煲5分鐘即可。

療效 ▶ 氣血雙補，適合產婦食用。

黨參紅棗鳳爪煲

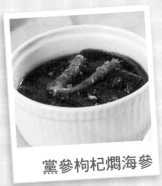

食材 ▶ 泡發的乾燥海參300克，枸杞和黨參各10克。

調味 ▶ 植物油、蔥段、醬油、料酒、鹽、太白粉各適量。

做法 ▶ 1.將發好的海參順直切，大的切3塊，小的切2塊，切好後用開水燙一下，撈出備用；黨參切片，水煎取濃縮藥汁15毫升；枸杞洗淨，放入小鍋內蒸熟備用。

2.鍋置火上，倒入適量植物油燒至七分熱，放入蔥段炸香，放入海參，加入料酒、鹽、醬油拌炒片刻，放入蒸熟的枸杞和黨參濃汁，調好口味，加入太白粉勾芡即可。

療效 ▶ 補腎、益精，適合體倦乏力、頭暈眼花、腰膝酸軟、陽痿遺精的腎虛男性食用。

黨參枸杞燜海參

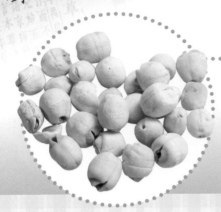

蓮子

有效預防老年癡呆

《本草綱目》：「交心腎，厚腸胃，強筋骨，補虛損，利耳目。」

性味歸經
性寒，味苦，歸心、腎經。

保健功效
蓮子具有鎮靜、強心、抗衰老等多種作用，腦力勞動者經常食用，可以健腦，增強記憶力，提高工作效率。蓮子是老少皆宜的滋補品，對於久病、產後或老年體虛者，更是常用的營養佳品。

藥理解析
蓮子中央綠色的心，有清熱瀉火的功能，可以治療口舌生瘡，並有助於睡眠。蓮子對脾虛久瀉、腎虛遺精、小便不利等症狀有一定的輔助治療作用。蓮子心不僅能擴張外周血管、降低血壓，還具有防癌抗癌的功效。中老年人經常食用蓮子，可以預防老年癡呆的發生。

用法用量
每餐6～15克為宜。（生重）

食用禁忌
蓮子性寒，體虛或者脾胃功能弱者不宜食用。

家庭醫學小知識
如果常常會頭昏腦脹、心悸失眠，身體不能得到較好地休息時，可以買一些蓮子心，用開水浸泡代茶飲用就可以了。堅持服用一段時間，頭昏腦脹、心悸失眠的症狀就會好轉。

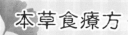

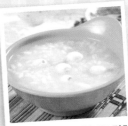

桂圓蓮子粥

食材　圓糯米 60 克、桂圓肉 10 克、去心蓮子 20 克、紅棗 6 顆。

調味　冰糖適量。

做法　1. 蓮子洗淨；紅棗去核；圓糯米洗淨，浸泡在水中4小時。
　　　2. 鍋置火上，加入適量的清水煮沸，放入蓮子與圓糯米小火煮40分鐘，加入桂圓肉、紅棗再熬煮15分鐘，加入適量冰糖即可。

療效　益氣養血，適合氣血虧虛型貧血患者食用。

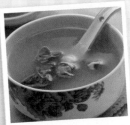

蓮子燉豬肚

食材　豬肚1個、乾燥蓮子（去心）40粒。

調味　花生油、鹽、生薑、味精、麵粉各適量。

做法　1. 將生薑去外皮，洗淨，切成細絲；豬肚用麵粉、鹽分別揉搓，反復清洗乾淨。
　　　2. 將泡發的乾燥蓮子放入洗好的豬肚內，用線縫合好，放入盤內，隔水燉至肚熟，取出放涼後切塊。
　　　3. 鍋置火上，放花生油燒熱，下薑絲煸香後放入豬肚、蓮子燴炒，加入適量清水燒沸，用鹽和味精調味即可。

療效　健脾益胃、補虛止瀉，適合飲食欠佳、食少消瘦、脾虛泄瀉者食用。

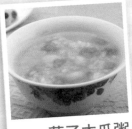

蓮子木瓜粥

食材　蓮子 20 粒、木瓜 100 克、圓糯米 50 克。

調味　橘皮、冰糖各適量。

做法　1. 將蓮子、圓糯米洗淨，用水浸泡2小時；木瓜洗淨，去皮除瓤，切塊；橘皮洗淨，切絲。
　　　2. 鍋置火上，放入清水、圓糯米、蓮子，大火煮沸，轉小火熬煮成粥。
　　　3. 將木瓜、冰糖放入粥中，小火煮10分鐘，撒上橘皮絲即可。

療效　豐胸、通乳，適合胸部不豐滿及產後乳汁少的女性食用。

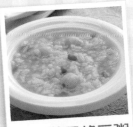

蓮子綠豆粥

食材　米50克，乾百合5克，蓮子和綠豆各10克。

調味　冰糖適量。

做法　1. 乾百合泡發，洗淨，切碎；蓮子洗淨，去心；米洗淨，浸泡半小時；綠豆洗淨，浸泡4小時。
　　　2. 鍋內加入適量水燒沸，放入米、蓮子、綠豆大火煮沸，再用中火熬煮30分鐘，放入百合、冰糖煮稠即可。

療效　綠豆和蓮子都有清熱去火的功效，對口舌生瘡有一定的輔助調養作用。

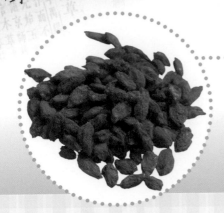

枸杞

促進肝細胞新生

《本草綱目》：「久服堅筋骨，輕身不老，耐寒暑。」

🍂 **性味歸經**
性平，味甘，歸肝、腎經。

🍂 **保健功效**
枸杞含有豐富的胡蘿蔔素、維生素B_1、維生素B_2、鈣、鐵等眼睛保健的必需營養，有很好的明目功效，所以俗稱「明眼子」。枸杞可以補氣強精，延緩衰老，提高人體免疫力。

🍂 **藥理解析**
枸杞具有降低血壓、血脂和血糖的作用，能夠防止動脈粥樣硬化。枸杞可以促進肝細胞再生，從而保護肝臟，預防脂肪肝、肝硬化，對由肝血不足、腎陰虧虛引起的視物昏花和夜盲症有很好的療效。

🍂 **用法用量**
內服：煎湯，每次6～15克為宜；或入丸、散、膏、酒劑。（生重）

🍂 **食用禁忌**
枸杞溫熱身體的效果相當強，正在感冒發燒、身體有炎症、腹瀉的人不宜食用。

家庭醫學小知識

老花眼的症狀，可以用枸杞來改善。將3～5克枸杞沖洗乾淨後放入杯中，再用開水兌入，水稍涼之後再放入一勺蜂蜜，攪拌均勻後即可飲用，每日晨起、睡前各飲一杯，兩個月後即可見效。

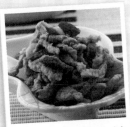

枸杞肉絲

食材 枸杞50克、瘦豬肉250克。

調味 蔥絲、薑絲、鹽、味精、植物油各適量。

做法 1.枸杞洗淨；瘦豬肉洗淨，切絲。

2.鍋置火上，倒入適量植物油燒至七分熱時，放入蔥絲、薑絲炒香，加豬肉絲用溫油炒熟，倒入枸杞翻炒3分鐘，用鹽和味精調味即可。

療效 補益肝腎，適合因肝腎虧虛引起的腰膝酸軟、頭目昏暈、視物模糊、手足心熱、遺精、尿黃者食用。

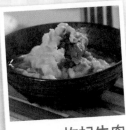

枸杞牛肉

食材 熟牛肉500克、枸杞50克、雞蛋2個。

調味 蔥段、薑片、鹽、味精、麵粉、花椒、料酒、清湯、醋各適量。

做法 1.牛肉洗淨，切成小段；雞蛋加麵粉攪成糊，加入牛肉上漿拌勻，用熱油炸至金黃色。

2.枸杞分成兩份，一份水煎煮2次，提取汁液30毫升，另一份洗淨蒸熟。

3.將蔥段、薑片、花椒、熟枸杞、炸肉塊放入大碗，調入清湯、鹽、味精、料酒，蒸30分鐘左右盛出肉塊，去蔥、薑、花椒，原湯倒入鍋內，加醋和枸杞汁液，燒沸後澆在肉塊上即可。

療效 強壯筋骨，適合骨質疏鬆患者食用。

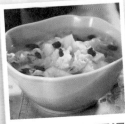

枸杞鳳梨銀耳湯

食材 枸杞10克、鳳梨1/4個、銀耳2朵。

調味 冰糖適量。

做法 1.枸杞用清水洗淨；鳳梨削皮後用小刀挖去丁眼洗淨，切小塊備用；銀耳先用溫水泡軟泡發，然後洗淨擇去根蒂，撕成小朵即可。

2.鍋置火上，倒入1000毫升清水，放入銀耳用大火燒開，再改小火燜煮40分鐘後，放入鳳梨、枸杞煮5分鐘，加入冰糖，待冰糖溶化即可。

療效 養顏美容、祛除體內毒素，適合女性及便秘、長痤瘡者食用。

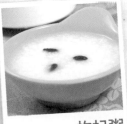

枸杞粥

食材 枸杞30克、米50克。

做法 1.枸杞洗淨；米淘洗乾淨，浸泡30分鐘。

2.米放入鍋中，大火煮沸，轉小火熬煮至快熟時，加枸杞稍煮即可。

療效 保肝護肝、促進肝細胞再生，適合肝病患者食用。

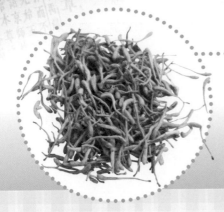

金銀花

具有抗菌消炎的作用

《本草綱目》：「善於化毒，故治癰疽、腫毒、瘡癬、楊梅瘡、風濕諸毒，誠為要藥。」

🍃 **性味歸經**

性寒，味甘，歸肺、心、胃經。

🍃 **保健功效**

金銀花具有解暑排毒、醒酒清腦、美容減肥的功效，還能預防衰老、延年益壽。金銀花可以增強白血球的吞噬功能，提高人體的免疫力。

🍃 **藥理解析**

金銀花具有抗菌消炎的作用，對外感發熱咳嗽、菌痢、麻疹、腮腺炎、敗血症、闌尾炎、外傷感染、小兒痱毒等病症有一定的輔助治療作用。金銀花還能降低血壓和血清膽固醇，增加冠脈血流量，可以預防冠心病和心絞痛的發生，還可以抑制腦血栓的形成。金銀花製成涼茶，可以預防感冒及腸道傳染病。

🍃 **用法用量**

內服：煎湯，每次10～20克為宜；或入丸、散。（生重）

🍃 **食用禁忌**

金銀花性寒，脾胃虛寒者不宜服用。

本草食療方

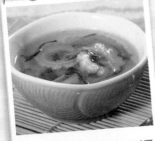

金銀花苦瓜湯

食材 苦瓜200克、金銀花15克。

做法 1.將苦瓜切開去瓤，洗淨切片；將金銀花擇洗乾淨。

2.鍋置火上，加入適量清水，將苦瓜與金銀花一起放入鍋中，煎湯飲用即可。

療效 清熱去火，適合熱天煩渴、小便少而黃、眼睛紅等體內有火的人食用。

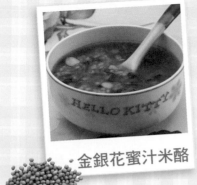

金銀花蜜汁米酪

食材 杏仁50克、綠豆100克、米100克、糯米100克、金銀花100克、蜂蜜200克。

做法 1. 將綠豆用涼水泡一個小時,然後煮熟,去皮(煮時加少許白礬);杏仁用開水泡一下,然後剝去仁皮,用調理機粉碎;米、糯米用涼水泡一個小時,用調理機粉碎;金銀花用開水泡一個小時,取其汁。

2. 鍋置火上,加入適量清水,把綠豆下鍋燒開,然後把其他食材全部倒入鍋內,不斷地攪動,開鍋後加入蜂蜜,放涼倒入平盤中,放入冰箱涼透即可。

療效 清熱利濕,治皮膚瘙癢,適合濕疹患者食用。

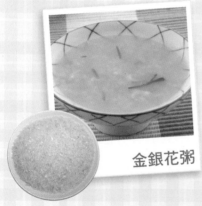

金銀花粥

食材 米100克、金銀花30克。

調味 白砂糖適量。

做法 1. 米洗淨,用冷水浸泡半小時,撈出,瀝乾水分,備用;將金銀花擇洗乾淨。

2. 鍋置火上,加入適量清水,將米放入鍋中,先用大火煮沸,再改用小火煮至粥將成時,加入金銀花,待沸,用白砂糖調味即可。

療效 清熱解毒、疏散風熱,對流感病毒有抑制作用,適合以發熱、頭痛、咽喉腫痛為主要症狀的風熱感冒者和流感患者食用。

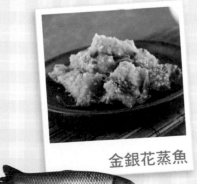

金銀花蒸魚

食材 草魚750克、金銀花30克、糯米粉100克。

調味 香油、料酒、胡椒粉、鹽、味精、醬油各適量。

做法 1. 將金銀花洗乾淨,用清水泡一下,瀝乾水;糯米粉加入清水泡濕;將草魚宰殺,去內臟,洗淨瀝乾水分,剔下魚肉切成塊,加入料酒、鹽、味精、醬油、胡椒粉、香油拌勻,備用。

2. 將調好味的魚塊用刀劃一縫(深度為魚的1/2),在縫中插上一朵金銀花,抹上少許糯米粉,放入蒸碗中,將剩下的金銀花用濕糯米粉及調魚塊用的汁拌勻,撒在魚塊上,入籠蒸熟即可。

療效 降低血清膽固醇,對血液循環有利,適合心血管疾病患者食用。

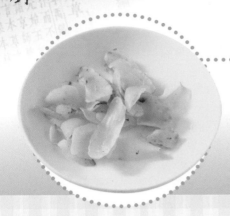

百合

潤燥清熱，對肺燥或肺熱咳嗽有較好療效

《本草綱目》：「潤肺、止咳、清心安神、補中益氣。」

🍂 **性味歸經**

性平，味甘、微苦，歸心、肺經。

🍂 **保健功效**

新鮮百合含黏液質，具有潤燥清熱作用，中醫用它來治療肺燥或肺熱咳嗽等症常能奏效。百合中含有多種營養物質，能促進機體營養代謝，使身體抗疲勞、耐缺氧能力增強，同時能清除體內的有害物質，延緩衰老。百合中的胺基酸和多醣可提高人體的免疫力。實驗證明，每晚睡眠前服用百合湯，有明顯改善睡眠的作用，可提高睡眠品質。

🍂 **藥理解析**

食用百合有助於增強體質，抑制腫瘤細胞的生長，可以有效地減輕放化療期間出現的口乾咽痛、煩躁失眠等症狀。百合中含有豐富的秋水仙鹼，能迅速減輕炎症、有效止痛，對痛風發作所致的急性關節炎症有輔助治療作用。百合中含有果膠及磷脂類物質，服用後可保護胃黏膜，輔助治療胃病。

🍂 **用法用量**

內服（乾品）：煎湯，15～50克；蒸食或煮粥食。外用：搗敷。

🍂 **食用禁忌**

百合性偏涼，凡風寒咳嗽、虛寒出血、脾虛便溏者不宜選用。

家庭醫學小知識

患有慢性支氣管炎的人，可以用百合汁調理。鮮百合3個，取汁用溫開水沖服，早晚各一次。

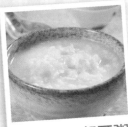

百合銀耳粥

食材　乾百合10克、米100克、銀耳5克。

調味　冰糖適量。

做法　1.將米淘洗乾淨，浸泡30分鐘；銀耳洗淨泡發；乾百合洗淨泡發。
　　　2.鍋置火上，加水適量，煮沸，將米、百合、銀耳一同下鍋，煮至黏稠，加入適量冰糖即可。

療效　清心安神、潤肺止咳，適合心煩口渴、咳嗽者食用。

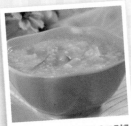

鮮藕百合枇杷粥

食材　鮮藕、鮮百合、枇杷各30克，小米10克。

調味　太白粉、桂花各適量。

做法　1.先將藕、百合、枇杷洗淨，藕去皮，切片；枇杷去皮、核。
　　　2.鍋內加適量水，放入藕，加入小米一同煮。
　　　3.待米將熟時，加入百合、枇杷一起煮沸，然後轉小火煮成羹即可。

療效　清熱潤燥，適用於肺熱陰虛所致的咳嗽、口燥咽乾、肺結核咳嗽等症。

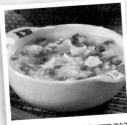

百合綠豆粥

食材　乾百合10克，綠豆、圓糯米各50克。

調味　冰糖適量。

做法　1.百合、綠豆、圓糯米分別洗淨，用水浸泡1小時。
　　　2.鍋置火上，放入清水、綠豆、圓糯米煮沸，轉小火熬煮40分鐘。
　　　3.放入百合、冰糖，百合煮熟後即可。

療效　滋陰去火，是夏季消暑佳品，特別適合口腔潰瘍、心煩氣躁者食用。

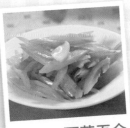

西芹百合

食材　西洋芹150克、鮮百合75克。

調味　植物油、太白粉、鹽、味精各滴量。

做法　1.鮮百合一瓣一瓣剝下，洗淨；西洋芹洗淨，切片，待用。
　　　2.將百合片、西芹片川燙，倒入漏勺瀝去水分。
　　　3.炒鍋置火上，倒入油燒至七分熱，投入鮮百合、西芹片略炒，加入鹽、味精，用太白粉勾芡即可。

療效　火氣重的男性常吃可以清火、明目。抽煙多的男性食用還可以潤肺。

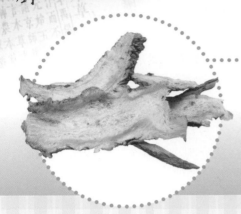

當歸

婦科聖藥

《本草綱目》:「補血活血、調經止痛,為女人要藥,其還能潤腸、止痛。」

🍂 **性味歸經**
性溫,味甘、辛,歸肝、心、脾經。

🍂 **保健功效**
當歸的首要保健功效就是補血、養血,中醫根據當歸的不同部位,劃分出不同的功能:當歸頭補血,當歸身養血,當歸尾活血。當歸還具有美容的功效,能抑制黑色素的形成,對雀斑、黃褐斑有較好的療效。

🍂 **藥理解析**
現代藥理研究發現,當歸含揮發油、生物鹼、棕櫚酸、菸鹼酸等成分,能擴張周圍血管,增加冠脈流量,降低血壓及血脂,減慢心率,且可抑制血小板聚集,對抗血栓形成。此外,還有鎮靜、止痛、抗菌、消炎等作用。

🍂 **用法用量**
內服:煎湯,每次15～20克;或入丸、散,或浸酒、熬膏。(生重)

🍂 **食用禁忌**
1. 當歸含有的揮發油有興奮子宮的作用,懷孕的女性禁服食當歸,以免子宮收縮而造成流產。
2. 當歸不宜和菊科植物、大蒜、銀杏、甘草等能稀釋血液的中藥和食材一同食用,以避免降低當歸補血、養血的療效。
3. 月經過多、功能性子宮出血、產後惡露不淨的女性禁止食用當歸。
4. 脾虛、脘腹脹痛、大便溏薄者不宜服用當歸。

家庭醫學小知識

貧血的人可以去藥店買一些當歸粉,每次服用約一啤酒瓶蓋的量,每天早餐後服用一次就可改善。如果是粉末狀不好服用,可以將其裝入膠囊內食用。

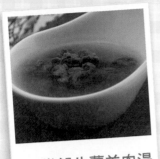

當歸生薑羊肉湯

食材 羊肉200克、當歸20克、生薑2～3片。

調味 鹽、味精各適量。

做法 1.羊肉洗淨,切小塊,用沸水川燙燙去血水;當歸洗淨浮塵,包入紗布袋中。

2.沙鍋放入羊肉、當歸、生薑後置火上,倒入蓋過鍋中食材的清水,大火煮開後轉小火煮至羊肉爛熟,取出當歸和薑片,加鹽和味精調味即可。

療效 可起到祛寒、補氣血的作用,適宜體質虛寒的類風濕關節炎等風濕免疫性疾病患者和怕冷的貧血患者食用。

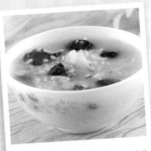

當歸紅棗烏雞飯

食材 當歸20克、烏雞肉150克、米100克、紅棗6顆。

做法 1.當歸洗淨浮塵;烏雞肉洗淨,切小丁;米淘洗乾淨;紅棗洗淨。

2.當歸放入沙鍋中,倒入清水浸泡20～30分鐘,將沙鍋置火上,大火燒開後轉小火煎30分鐘,取當歸煎取的汁備用。

3.米、烏雞肉、紅棗倒入電鍋中,加入適量當歸煎取的汁液,蓋上鍋蓋,蒸至電鍋提示米飯蒸好即可。

療效 補血養肝,適用於由氣血虛引起的閉經、痛經等症,月經前一週服食為好。

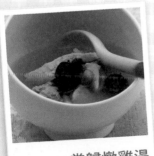

當歸燉雞湯

食材 當歸20克、母雞1只、紅棗5顆。

調味 蔥段、薑片、鹽各適量。

做法 1.當歸洗淨浮塵,包入紗布袋中;母雞洗淨,用沸水川燙燙去血水;紅棗洗淨。

2.沙鍋放入母雞、當歸、紅棗、蔥段、薑片後置火上,倒入蓋過鍋中食材的清水,大火煮開後轉小火燉至雞肉爛熟,取出當歸,加少許鹽調味,喝湯、吃雞肉即可。

療效 能補血、養血、調經,對營養不良、畏寒怕冷、乏力疲勞、月經不調、貧血、虛弱以及產後氣血兩虧的女性身體的恢復有很好的食療作用。

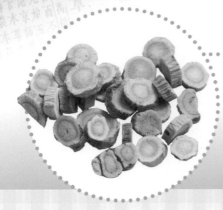

黃芪

補氣良藥

《本草綱目》：「補氣固表、利水、養血生肌。」

🍂 **性味歸經**

性微溫，味甘，歸脾、肺經。

🍂 **保健功效**

黃芪中所含的黃芪多醣能補氣，增強和調節身體免疫功能，可提高身體的抗病力。黃芪有明顯的強壯作用，對正常心臟有加強收縮的效果，對中毒或陷於疲勞的心臟，其強心作用更為顯著。此外，黃芪能促進代謝、抗疲勞、促進血清和肝臟蛋白質的更新。

🍂 **藥理解析**

黃芪製劑還可降低動脈壓，減慢心率，舒張冠狀動脈，加強心肌收縮力，增加心輸出量，可以較好地預防心臟早搏（心臟期前收縮），有益於冠心病患者；還能防止循環衰竭，對腎炎也有很好的療效，可使腎臟病變減輕，尿中蛋白定量減少。另外，黃芪具有促進毒素排出和加快新組織生成的功能，在治療疔瘡及慢性闌尾炎等疾病時也常常選用黃芪。

🍂 **用法用量**

內服：煲湯、燉肉、泡水，每次9～30克。（生重）

🍂 **食用禁忌**

黃芪性溫，因此常有煩熱盜汗的陰虛內熱體質或內有實熱、易上火體質的人，有感冒發熱、胸腹滿悶等症者，都不宜經常服用黃芪。肺結核患者，有發熱、口乾唇燥、咯血等症狀者，不宜單獨服用黃芪。

家庭醫學小知識

有的人容易感覺乏力，稍微活動一下就心慌、喘氣急促、易出汗，稍不留意就會感冒，而且一旦感冒了，症狀往往就非常嚴重，常需掛點滴才能緩解。請試著用黃芪來改善狀況吧。生黃芪每次用15克泡水代茶飲，20天為一療程，即可見效。

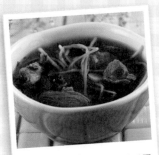

桂圓黃芪牛肉湯

食材 牛肉（瘦）200克、桂圓肉20克、黃芪10克、豌豆苗15克。

調味 鹽、料酒各適量。

做法
1.牛肉洗淨切片，放入沸水鍋內，煮開，撇去浮沫；黃芪、桂圓肉、豌豆苗洗淨。
2.牛肉湯鍋放在火上，放入黃芪及桂圓肉，煮至湯水不多時，加入鹽、料酒調味，放入豌豆苗即可。

療效 養心安眠，對失眠、神經衰弱者有很好的食療效果，能振奮精神，趕走抑鬱。

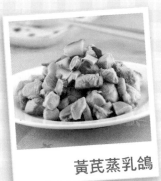

黃芪蒸乳鴿

食材 乳鴿2隻、黃芪5克、枸杞5克、乾燥蘑菇30克、雞蛋1個（取蛋清）。

調味 鹽、料酒、味精、蔥末、姜末、太白粉、料酒、香油各適量。

做法
1.將黃芪切成薄斜長片；枸杞、乾燥蘑菇用清水洗淨；將乳鴿宰殺放血，用熱水燙一下，去五臟，剁去頭，切成1.5公分見方的塊，在涼水中泡去血沫，撈出瀝乾水分。
2.把鴿子肉塊和蘑菇用雞蛋清、太白粉、鹽、香油、味精、蔥、薑末和料酒拌勻，盛入碗內，枸杞擺放碗底及碗的四周，黃芪片放在鴿子肉上，上籠蒸爛即可。

療效 對肝腎虛弱引起的頭昏眼花、視力減退、體虛乏力、腰酸腿軟等症狀有很好的食療作用。

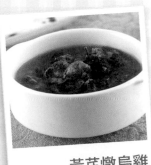

黃芪燉烏雞

食材 黃芪30克、烏雞1隻。

調味 蔥段、薑片、鹽、花椒、料酒、味精各適量。

做法
1.烏骨雞宰殺，去毛及內臟，放入沸水中燙3分鐘，撈出後用涼水洗去血沫；黃芪洗淨，用溫水浸軟，切片備用。
2.將黃芪及蔥段、薑片、花椒塞入雞腹內，然後將雞放入湯盆，加入適量水、料酒、鹽，將湯盆置鍋中，隔水燉至雞肉熟爛，取出湯盆，調入味精即可。

療效 能補血、補氣、調經，適用於病後、年老體弱、氣血虛者，對痛經、月經不調的女性也有很好的食療作用，月經前3日食用。

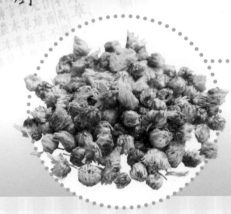

菊花

醒腦提神，清肝明目

《本草綱目》：「除風熱，益肝補陰」，還有明目、解毒的功效。

🍂 **性味歸經**

性微寒，味辛、甘、苦，歸肺、肝經。

🍂 **保健功效**

菊花可增強毛細血管的抵抗力，延緩衰老，增強體力。菊花不僅可做清熱解暑的飲料，而且有良好的鎮靜作用，經常食用能使人肢體輕鬆，醒腦提神，還能讓人雙目明亮，特別對肝火旺、用眼過度導致的雙眼乾澀有較好的療效。

🍂 **藥理解析**

菊花的香氣有疏風、平肝之功，嗅之對感冒、頭痛有輔助治療作用。菊花還用於治療外感風熱、目赤腫痛。此外，菊花可降壓、擴張動脈，對冠心病、高血壓及動脈硬化都有較好的療效；還能增加人體鈣質、調節心肌功能、降低膽固醇，適合中老年人和預防流行性結膜炎時服用。

🍂 **用法用量**

內服：煎湯，10～15克；或入丸、散；或泡茶。外用：適量，煎水洗；或搗敷。（生重）

🍂 **食用禁忌**

1. 菊花性涼，怕冷、手腳發涼、脾胃虛弱等虛寒體質者，產婦、經期之後的婦女，容易腹瀉者，都不宜經常飲用。

2. 味苦的野菊花有微毒，可引起食欲不振、上吐下瀉等，不要飲用。

家庭醫學小知識

如果眼睛發熱、又痛又癢，眼皮裡好像進了沙子似的不舒服，眼球還很紅，那應該就是感染了針眼。可以用菊花茶輔助治療。用滾開的水泡菊花，倒出一半菊花水喝，另一半則用紗布蘸水洗眼，一天3次。

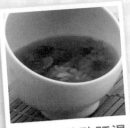

菊花豬肝湯

食材 豬肝100克、杭白菊20克。

調味 薑絲適量。

做法 1.豬肝洗淨後切片;杭白菊洗淨待用。

2.鍋中放400毫升左右的清水,先將杭白菊放入鍋內煮片刻,再放入豬肝和薑絲同煮,沸騰後,用小火再煮20分鐘即可。

療效 孕婦容易內熱,此菊花豬肝湯適合內熱較重的孕婦補鐵食用。

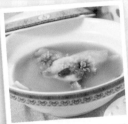

菊花魚片湯

食材 菊花20克、草魚肉200克、冬菇20克。

調味 薑片、蔥段、料酒、鹽、味精、清湯各適量。

做法 1.菊花瓣用清水浸泡,瀝乾水分;草魚肉橫放在砧板上,刀口斜入,順著魚刺切成3公分見方的魚片;冬菇切片備用。

2.鍋置火上,加入800毫升清湯,投入薑片、蔥段,加蓋燒開後放入魚片和冬菇,烹入少許料酒,等魚片熟後,撈出冬菇、蔥薑,再放入菊花,加鹽、味精調味即可。

療效 可以消除口乾口苦、咽喉不適,預防熱氣,適合咽喉炎患者食用。

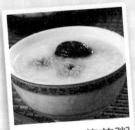

菊花粥

食材 米100克、紅棗6顆、菊花15克。

調味 白砂糖適量。

做法 1.將米洗淨,浸泡30分鐘;紅棗、菊花洗淨。

2.鍋置火上,紅棗、米、菊花一同放入鍋內,加清水適量熬煮,待粥煮至黏稠,放入適量白砂糖調味即可。

療效 此粥有健脾補血、清肝明目的功效,長期食用可使面部膚色紅潤,適合粉領上班族食用。

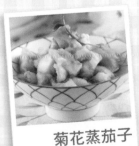

菊花蒸茄子

食材 菊花10克、紫茄子2個。

調味 鹽、醋、香油各適量。

做法 1.茄子去皮洗淨抹乾水分,切成4公分的長條;菊花洗淨待用。

2.將菊花放入鍋內,加入適量水,煎煮至沸,去菊花備用。

3.紫茄子與菊花湯同放入碗中,隔水蒸熟,放入適量香油、鹽、醋拌勻即可。

療效 清熱明目,適合雙眼紅腫、單純性青光眼患者食用。

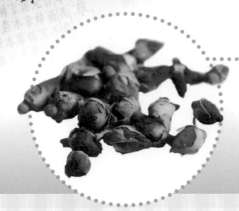

玫瑰花

活血化淤，調經止痛

《本草綱目》：「和血，行血，理氣，治風痺」，還有解疲止痛的功效。

🍂 **性味歸經**

性溫，味甘、微苦，歸肝、脾經。

🍂 **保健功效**

玫瑰花最明顯的功效就是理氣解鬱、活血散淤。玫瑰花對肝及胃有調理的作用，並可消除疲勞、改善體質。玫瑰花茶還有助消化、消脂肪的功效，因而可減肥；常飲玫瑰花茶可去除皮膚上的黑斑，令皮膚嫩白，對防皺紋也有幫助。此外，玫瑰花還有豐胸調經之效，是美容養顏瘦身的佳品。

🍂 **藥理解析**

玫瑰花能調經止痛，並促進血液循環，又能解毒消腫，因而能消除因內分泌功能紊亂而引起的面部暗瘡等症。長期食用玫瑰花，使人擁有清新體香，改善乾燥、硬化或敏感皮膚。由於玫瑰花茶有一股濃烈的花香，所以治療口臭的效果也很好。另外，研究發現，食用玫瑰花對預防呼吸道感染有特殊效果。

🍂 **用法用量**

內服：煎湯，8～10克；或泡茶、浸酒、熬膏服。（生重）

🍂 **食用禁忌**

1. 玫瑰花有收斂作用，會使便秘病情加重，因此便秘者不宜經常飲用。
2. 玫瑰花活血散淤的作用較強，月經量過多者在經期最好不要飲用。

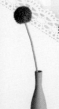

家庭醫學小知識

有些女性月經前的幾天乳房都會脹痛，有時穿脫內衣不小心碰到也會很痛，請試著用玫瑰花茶止痛。取適量玫瑰花用沸水沖泡，浸泡10分鐘左右即可飲用，早晚各服1次，每次15～30毫升，即可有效緩解經前乳房脹痛。

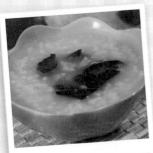

玫瑰花粥

食材 米100克、玫瑰花瓣8瓣。

調味 冰糖、蜂蜜各適量。

做法 1. 玫瑰花瓣洗淨，取4瓣在小碗中輕輕研碎，剩餘的用水浸泡；米洗淨，用水浸泡2個小時備用。

2. 鍋置火上，放入米，加入800毫升水，大火煮開後改小火熬煮30分鐘。

3. 把研碎的玫瑰花瓣、冰糖放入粥中，繼續慢火煮20分鐘，撒上其餘的花瓣，再澆入蜂蜜即可。

療效 安撫情緒，消除抑鬱，幫助睡眠，適合抑鬱易怒、多夢者，尤其是更年期女性食用。

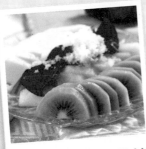

玫瑰水果錦

食材 蘋果、雪梨、白蘭瓜、青木瓜各100克。

調味 白砂糖、玫瑰花瓣各適量。

做法 1. 蘋果和雪梨洗淨，去皮除核，切片；白蘭瓜和青木瓜洗淨，去籽，切片；玫瑰花瓣洗淨，瀝乾水分。

2. 水果片擺盤後，撒上玫瑰花瓣和白砂糖即可。

療效 補肺健脾，適合咳嗽、食欲不振、消化不良者食用。

玫瑰豆腐

食材 鮮玫瑰花1朵、豆腐300克、雞蛋1個。

調味 麵粉、白砂糖、太白粉各適量。

做法 1. 玫瑰花擇洗乾淨，切成絲，放在盤內；豆腐切成小塊；雞蛋打入碗內，加入太白粉、麵粉攪成雞蛋糊。

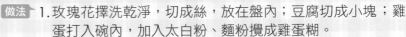

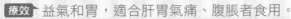

2. 炒鍋洗淨，把豆腐塊蘸上乾麵粉，再掛上蛋糊，下油鍋炸至金黃色，撈出，瀝去油。

3. 炒鍋內放少許清水，放入白砂糖攪炒，使其溶化起大泡，放入炸好的豆腐塊翻炒幾下，然後放入鮮玫瑰絲，見糖發白時盛入盤內，再撒上白砂糖即可。

療效 益氣和胃，適合肝胃氣痛、腹脹者食用。

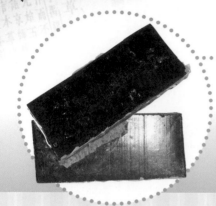

阿膠

補血要藥

《本草綱目》：「清肺益陰而治諸症」，有補血養血、延年益壽、美容養顏、強筋健骨的功效。

🍂 **性味歸經**

性平，味甘，歸肺、肝、腎經。

🍂 **保健功效**

阿膠可以通過補血起到滋潤皮膚的作用，而且有一定的祛斑效果。阿膠中含有的多種有效成分，可以緩解緊張情緒，使大腦和全身得到充分休息，有利於增強體質、強身壯神、精力旺盛。阿膠中含有人體需要的重要營養物質，有明顯抗衰老、延年益壽的作用。

🍂 **藥理解析**

阿膠可促進鈣的吸收，從而改善中老年因缺鈣而出現的各種衰老病症。中年以後服用阿膠，有助於強筋健骨，避免骨質疏鬆。現代藥理研究證實，阿膠能促進骨髓造血功能，增強免疫功能。阿膠還是婦科上等良藥，臨床上多用於治療婦女胎、經、產病和一些內科疾病。

🍂 **用法用量**

內服：5～10克，用開水或黃酒化服；入湯劑應加溫溶化，再與其他藥混合服用。（生重）

🍂 **食用禁忌**

1. 阿膠性滋膩，有胃部脹滿、消化不良等胃虛弱症狀者應慎用。
2. 在患有感冒、咳嗽、腹瀉等病或月經來潮時，應停服阿膠，待病癒或經停後再繼續服用。

家庭醫學小知識

女性遇到更年期，有時候脾氣會變得很差，晚上也睡不好，請試著用阿膠改善這些症狀。阿膠用開水或料酒化開，每日分1次服用，每次5～10克，間斷服用。

本草食療方

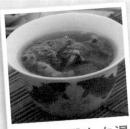

阿膠牛肉湯

食材 牛肉（肥瘦）100克、阿膠15克、米酒20克。

調味 薑片、鹽各適量。

做法 1.將牛肉去筋，切片。

2.牛肉與薑片、米酒一起放入沙鍋內，加水適量，用小火煮30分鐘，加入阿膠及鹽溶解即可。

療效 補血養虛，適合病後、產後身體虛弱及貧血患者食用。

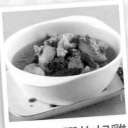

阿膠枸杞雞

食材 阿膠30克、雞1隻、枸杞15克。

調味 鹽、料酒、生薑片、蔥段、味精各適量。

做法 1.將阿膠砸碎，放杯中，加料酒，隔水燉化；雞宰殺後去毛及內雜，切塊；枸杞洗淨。

2.將雞肉放鍋中，加生薑片、蔥段，並加水足量，燉半小時，去生薑片、蔥段，加枸杞，倒入化開的阿膠，並放鹽，再燉煮15分鐘，加味精調味即可。

療效 補腎、壯陽、抗疲勞，對男人陽痿、性功能障礙等具有一定的輔助調養作用，還適合常有疲勞感的現代上班族食用。

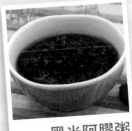

黑米阿膠粥

食材 阿膠30克、黑糯米100克。

調味 紅糖適量。

做法 1.將黑糯米淘洗乾淨，浸泡30分鐘；阿膠搗碎。

2.鍋置火上，注入適量清水，放入黑糯米熬煮，待粥將熟時，放入搗碎的阿膠，邊煮邊攪勻，沸騰2～3次後，加入紅糖即可。

療效 每日分2次服用，3日為一療程，間斷服用，調經潤膚，適合女性月經不調者食用。

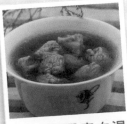

阿膠瘦肉湯

食材 瘦豬肉250克、阿膠15克。

調味 鹽、味精、醬油、蔥花、薑絲各適量。

做法 1.將阿膠研細；豬肉洗淨切塊。

2.鍋內放入豬肉、鹽、味精、醬油、蔥花、薑絲，加水適量，燒沸，改為小火燉至爛熟入味，加入阿膠燉化即可。

療效 養血安胎，適合習慣性流產及孕婦食欲不振、腰痛或下腹墜脹者食用。

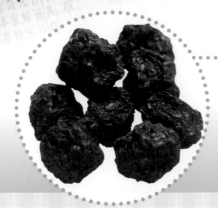

烏梅

增進食欲的同時軟化血管

《本草綱目》：「治反胃噎膈，斂肺澀腸」，還有生津止渴、止咳和開胃的功效。

性味歸經

性平，味酸，歸肝、脾、肺、大腸經。

保健功效

烏梅中含有多種有機酸，它們能改善肝臟機能，有護肝保肝的作用。吃烏梅會刺激荷爾蒙的分泌，從而預防和延緩衰老。運動和勞動過後，如果吃一些烏梅，能有效地分解存在於肌肉中的乳酸、焦性葡萄糖酸（丙酮酸）等疲勞物質，而使體力很快恢復。

藥理解析

烏梅中的苦杏仁貳，可殺傷和抑制多種癌細胞，並可緩解癌性疼痛。烏梅對侵入胃腸道中的霉菌等病原菌有很強的殺滅作用，並能促進口腔腺體分泌和胃酸分泌，可預防和緩解放化療後出現的毒副反應。烏梅中的梅酸可軟化血管，是心腦血管疾病患者的食療佳品。

用法用量

內服：煎湯，3～6克；或入丸、散。外用：燒乾研成細末，乾撒或調敷。（生重）

食用禁忌

1. 烏梅屬酸性，不宜長期大量食用，以免影響鈣質吸收和刺激胃酸過多分泌。
2. 感冒發熱、咳嗽多痰、胸悶者忌食；菌痢、腸炎的初期忌食；婦女正常月經期以及懷孕婦人產前產後忌食。

家庭醫學小知識

現代人聚餐多，吃多了、喝多了都會胃痛，這時可以用烏梅止痛。取2顆鮮烏梅，洗淨，直接食用，每天3次，飯前食用。

本草食療方

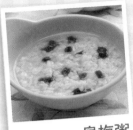

烏梅粥

食材 烏梅10克、米30克。

調味 冰糖適量。

做法 1. 烏梅洗淨；米洗淨。
2. 鍋內加入適量水，放入烏梅煎汁，待湯汁變濃時，放入米熬煮成粥，加入適量冰糖，煮2分鐘即可。

療效 澀腸止瀉，能緩解兒童痢疾。

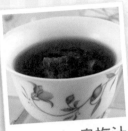

烏梅汁

食材 烏梅25顆。

調味 白砂糖適量。

做法 1. 將烏梅洗淨，去核，切成小塊備用。
2. 鍋置火上，加入適量清水，放入烏梅先用大火燒沸，再加入白砂糖煮約10分鐘即可。

療效 健脾開胃，適合食慾不振者飲用，是夏季清涼消暑、開胃生津的佳品。

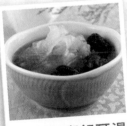

烏梅紅棗銀耳湯

食材 烏梅20克、紅棗100克、乾燥銀耳50克。

調味 冰糖適量。

做法 1. 將烏梅、紅棗浸泡30分鐘，洗去浮塵；泡發的乾燥銀耳擇洗乾淨待用。
2. 取淨鍋上火，放入清水、紅棗、烏梅、銀耳、冰糖用小火燉40分鐘即可。

療效 潤肺止咳，久咳不愈者飲用有較好的食療效果。

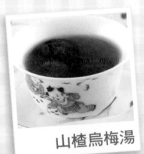

山楂烏梅湯

食材 山楂肉15克、烏梅3顆。

調味 白砂糖適量。

做法 1. 山楂和烏梅洗淨，去核，用水泡開後切片。
2. 沙鍋置火上，注入適量清水，放入山楂和烏梅，大火煮沸，再加入白砂糖再煮10分鐘即可。

療效 抑制腸道病菌，適合腸炎患者飲用，而且對嘔吐也有明顯的抑制效果。

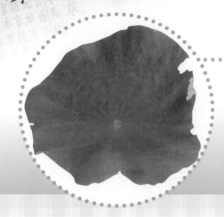

荷葉

清熱解暑，對抗心肌梗塞

《本草綱目》：「裨助脾胃，澀精濁，散淤血」，還有清暑利濕、涼血止血的功效。

性味歸經

性平，味苦澀，歸肝、脾、胃、心經。

保健功效

食用荷葉可阻止人體對脂肪的吸收，從而達到減肥瘦身的作用。荷葉可以保護免疫器官，增強免疫作用。荷葉還具有消暑清熱的功效，是炎炎夏日不可多得的一味良藥。

藥理解析

荷葉能明顯降低血清中甘油三酯和膽固醇含量，具有降血脂、降膽固醇的作用，對血脂異常症、動脈粥樣硬化、冠心病等有一定的食療作用。荷葉中富含的黃酮類物質，是大多數氧自由基的清除劑，可以增加冠脈流量，在臨床上對心肌梗塞有對抗作用，對急性心肌缺血有保護作用。

用法用量

內服：煎湯，6～10克（鮮品15～30克）；或入丸、散。外用：適量，搗敷，研末擦或煎水洗。（生重）

食用禁忌

1. 不適合寒性體質的女性，寒性體質的女性食用荷葉減肥容易引起月經不調。
2. 體型瘦弱、氣血虛弱的人最好不要服用荷葉，以免體虛加重。

本草食療方

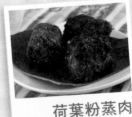

荷葉粉蒸肉

食材 — 五花豬肉500克、鮮荷葉2張、蒸肉粉100克。

調味 — 蔥絲、薑絲、甜麵醬、料酒、白砂糖、醬油各適量。

做法 — 1.將洗淨的豬肉切成8塊，並在每塊肉中間直切一刀，但不要切斷，加甜麵醬、白砂糖、醬油、料酒和蔥絲、薑絲拌和，再醃漬1小時入味，然後倒入蒸肉粉拌勻，並在肉中間刀頭處嵌入蒸肉粉。

2. 荷葉用開水燙過後，切成8小張，每張上面放肉
   一塊，包紮成小方塊，大火蒸2個小時，開鍋拆
   葉裝盤即可。

療效 強筋健骨，適合男性尤其是體力勞動者食用。

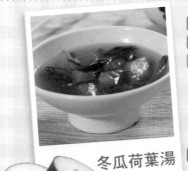

冬瓜荷葉湯

食材 冬瓜500克、荷葉20克。

調味 鹽適量。

做法 1. 將冬瓜削去皮、瓤和籽，切成塊狀；鮮荷葉洗
       淨，切成絲。
     2. 湯鍋置火上，加入適量清水，放入冬瓜塊、荷
       葉絲同煮，大火煮沸後轉小火，煮熟後加鹽調
       味即可。

療效 清熱解暑，祛痱止癢，還能防治口腔潰瘍，特別
     適合兒童在夏季食用。

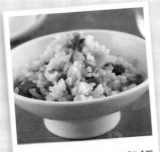

荷葉八寶飯

食材 米300克、熟筍50克、熟香腸50克、熟鹹肉50
     克、鮮荷葉5張、蝦米20克、泡發的乾燥香菇25
     克、雞蛋2個。

調味 蔥、味精、鹽、熟豬油各適量。

做法 1. 米淘洗淨，清水浸泡30分鐘；將香腸、鹹肉、
       香菇、筍切成片；雞蛋打散加水攪勻蒸熟，切
       成片；蔥洗淨後切粗末。
     2. 米撈出與蝦米拌勻，上籠蒸熟，把蒸熟的飯分
       為5份，各種配料、調味料也分成5份，每份
       飯與一份配料、調味料拌勻，放在一張洗淨的
       荷葉上，四面折疊包攏，上籠蒸10分鐘左右
       即可。

療效 理脾健胃，適合食欲下降的老年人食用。

荷葉粥

食材 乾荷葉1張、米100克、枸杞5克。

調味 白砂糖適量。

做法 1. 將米淘洗乾淨，加水浸泡20分鐘；枸杞洗淨；荷葉洗淨，切片。
     2. 鍋置火上，加適量清水煮沸，放入米用大火煮沸，改小火煮到米
       粒裂開，加入洗淨切片的乾荷葉、枸杞同煮。
     3. 待米粒軟爛，撿出荷葉，盛出，食用時加適量白砂糖調味即可。

療效 降壓減脂、減肥瘦身，對高血壓、血脂異常症及肥胖症有一定的
     療效。

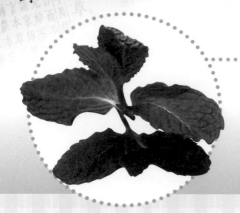

薄荷

既能平緩情緒又能振奮精神

《本草綱目》：「辛能發散，涼能清利，專於消風散熱」，即有疏風散熱、清頭目、利咽喉、透疹、解鬱的功效。

🌿 性味歸經

性涼，味辛，歸肝、肺經。

🌿 保健功效

薄荷可平緩緊張憤怒的情緒，能提振精神、使身心歡愉、幫助入眠。薄荷在夏日熱天中不僅清熱解毒，更能刺激食欲。薄荷還可以美白牙齒、祛除口臭，長期用曬乾的薄荷葉來刷牙，可以使牙齒潔白和口氣清新。薄荷也有美容的功效，外用可以使皮膚光滑。

🌿 藥理解析

薄荷葉能夠阻止癌症病變處的血管生長，消除癌腫，用於癌症的輔助治療。薄荷葉有散風熱、止癢的作用，患有外感風熱、皮膚發癢等病症的人外用特別有效。薄荷對舒緩感冒傷風、偏頭痛以及祛痰有較好療效，可以消脹氣、助消化、解宿醉，還有鎮靜作用。

🌿 用法用量

內服：煎湯，3～6克；或入丸、散；或浸酒或放鍋中炒黃後研末。外用：搗汁或煎汁塗。（生重）

🌿 食用禁忌

1. 母乳餵養寶寶的婦女應忌食薄荷，否則會使乳汁減少。
2. 薄荷內含揮發油，會使皮膚毛細血管擴張，促進汗腺分泌，增加散熱，大病初癒、有風寒感冒或體質寒涼、體虛多汗者不宜食用。

家庭醫學小知識

有的人到了晚上口腔內會發苦，舌頭根發乾並呼出臭氣。請試著用薄荷清新口氣。取乾薄荷葉10克以開水沖泡，每日一劑分次飲用；也可以用來漱口，同時要嚼食薄荷葉。

本草食療方

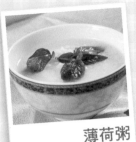

薄荷粥

食材 薄荷20克、米100克。

調味 冰糖適量。

做法 1.將鮮薄荷葉去老、黃葉片，用清水洗淨，瀝乾水，待用。
2.米淘洗乾淨，直接放鍋內，加水適量。
3.鍋置火上，先用大火煮沸，改用小火慢煮，米爛粥稠時，倒入薄荷葉及適量冰糖，煮沸即可。

療效 清新怡神，增進食欲，幫助消化，可幫助上班族提神醒腦，還適合消化功能退化的老年人食用。

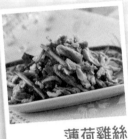

薄荷雞絲

食材 雞胸脯肉150克、薄荷梗150克、雞蛋1個（取蛋清）。

調味 麵粉、植物油、料酒、花椒油、味精、蔥末、薑末、鹽各適量。

做法 1.雞胸脯肉洗淨，切成細絲，加蛋清、麵粉、鹽拌勻待用；薄荷梗洗淨，切成段。
2.炒鍋置火上，倒入適量植物油，燒至五分熱時，將拌好的雞絲倒入過一下油；另起鍋，加底油，下蔥末、薑末，加料酒、薄荷梗、雞絲、鹽、味精略炒，淋上花椒油即可。

療效 消火解暑、清咽利喉，適合口腔潰瘍患者和抽煙的男性、女性食用。

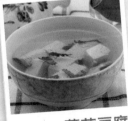

薄荷豆腐

食材 豆腐250克、鮮薄荷葉50克。

調味 白砂糖適量。

做法 1.鮮薄荷葉洗淨，切細絲；豆腐切成塊。
2.沙鍋置火上，加入適量清水，放入豆腐，煮至將熟時，放入鮮薄荷葉，再煮約2分鐘，取出放盛器中，加白砂糖拌勻即可。

療效 清熱解毒，適合傷風感冒、水痘、腮腺炎患者食用。

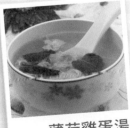

薄荷雞蛋湯

食材 新鮮薄荷葉50克、雞蛋2個。

調味 鹽適量。

做法 1.將新鮮薄荷葉擇洗乾淨待用；雞蛋打入碗裡打散。
2.湯鍋置火上，倒入適量水燒沸，然後倒入蛋液攪拌均勻，放入薄荷葉加鹽起鍋，再用薄荷葉稍作裝飾即可。

療效 美容減肥，適合女性體形肥胖者食用。

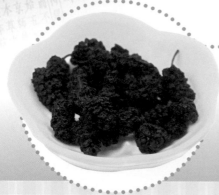

桑葚

滋陰補血,緩解眼睛疲勞乾澀

《本草綱目》:「止產渴,利五臟,通血氣,令人聰明,生精神。」

🍂 **性味歸經**

性微寒,味甘、酸,歸心、肝、腎經。

🍂 **保健功效**

桑葚的功效主要就是滋陰補血,尤其適合女性食用。桑葚有營養肌膚及烏髮等作用,並能延緩衰老。常吃桑葚可以明目,緩解眼睛疲勞乾澀的症狀。此外,桑葚還能增進胃腸蠕動,增強食欲,利於消化吸收。

🍂 **藥理解析**

桑葚對脾臟有增重作用,對溶血性反應有增強作用,可防止人體動脈硬化、骨骼關節硬化,促進新陳代謝;可以促進紅血球的生長,防止白血球減少,並輔助治療糖尿病、貧血、高血壓、血脂異常症、冠心病、神經衰弱等病症。桑葚不僅能補充體力,還能增強性功能,提高生育能力。

🍂 **用法用量**

內服:煎湯,15～50克。外用:搗爛調敷。(生重)

🍂 **食用禁忌**

1. 不可食用過多,因桑葚中含有溶血性過敏物質及透明質酸,過量食用後容易發生溶血性腸炎。
2. 桑葚性質偏寒,故脾胃虛寒、大便溏稀者不宜食用。
3. 少年兒童不宜多吃桑葚,因為桑葚內含有較多的鞣酸會影響人體對鐵、鈣、鋅等物質的吸收。

家庭醫學小知識

口乾、皮膚乾、眼乾、大便乾,總覺得很缺水、不耐暑熱、容易失眠的朋友,可以食用桑葚試試看。300克桑葚洗淨,加200克冰糖,用開水沖泡,分次飲汁、吃桑葚。

本草食療方

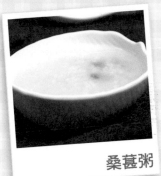
桑葚粥

食材 鮮桑葚、糯米各60克。

調味 冰糖適量。

做法 1.將桑葚洗淨,瀝乾水;糯米淘洗乾淨,浸泡30分鐘。
2.鍋置火上,放入清水適量,然後放入桑葚、糯米,先用大火燒開,再改為中小火熬至糯米開花,粥汁黏稠時,加入冰糖拌勻,片刻後離火即可。

療效 滋補肝陰,適合肝腎虧虛引起的頭暈眼花、失眠多夢、耳鳴腰酸、鬚髮早白者食用。

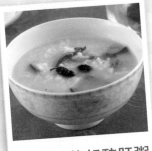
桑葚枸杞豬肝粥

食材 米、豬肝各100克,桑葚15克,枸杞10克。

調味 鹽適量。

做法 1.米淘洗乾淨,用冷水浸泡半小時,撈出,瀝乾水分;桑葚洗淨,去雜質;枸杞洗淨,用溫水泡至回軟,去雜質和蒂根;豬肝洗淨,切成薄片。
2.米放入鍋內,加入約1000毫升冷水,置大火上燒沸,撇去浮沫,再加入桑葚、枸杞和豬肝片,改用小火慢慢熬煮,見米熟爛時,放入鹽拌勻,再稍燜片刻即可。

療效 補血明目、養肝,特別適合貧血的女性及常在電腦前工作、愛喝酒的男性食用。

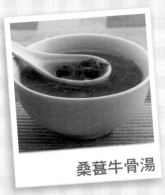
桑葚牛骨湯

食材 牛骨500克、桑葚25克。

調味 薑片、蔥段、鹽、料酒、味精、白砂糖各適量。

做法 1.先將桑葚洗淨,加料酒和白砂糖各少許,上鍋蒸一下備用;再將牛骨洗淨,砸斷。
2.湯鍋置火上,加入適量清水,放入牛骨,煮沸後撇去浮沫,加薑、蔥,再煮至牛骨發白,撈出牛骨,加入桑葚繼再煮,沸騰後再撇去浮沫,加鹽和味精調味即可。

療效 滋補、強筋益腎,適合骨質疏鬆症患者食用。

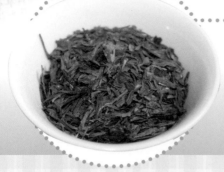

綠茶

清心明目，還能有效防止口臭

《本草綱目》：「最能降火」，還有防癌抗菌、減肥瘦身、美容養顏、延緩衰老、清心提神的功效。

🍂 **性味歸經**
性涼，味辛，歸肝、肺經。

🍂 **保健功效**
綠茶中的咖啡鹼能促使人體中樞神經興奮，增強大腦皮層的興奮過程，起到提神益思、清心的效果。綠茶能保護和修復抗氧化系統，對增強機體免疫、防癌、防衰老都有顯著效果。綠茶還可減少脂肪堆積，從而具有減肥功效。

🍂 **藥理解析**
綠茶含有氟及兒茶素，可以抑制生齲菌，避免牙菌斑及牙周炎的發生。綠茶具有殺菌作用，能阻止食物渣屑繁殖細菌，故可以有效防止口臭。綠茶中的茶多酚類物質可抑制惡性腫瘤生長，降血脂、降血壓，預防心血管疾病。經常飲綠茶，對減少眼疾、護眼明目均有積極的作用。

🍂 **用法用量**
內服：泡茶飲用，10～20克。外用：適量研末調敷。（生重）

🍂 **食用禁忌**
1. 隔夜茶不宜飲用，因為隔夜的茶容易孳生細菌，易引發中毒；而且浸泡過久的茶水，單寧酸會溶解過多，易引起消化不良。
2. 空腹時不宜飲用濃茶，否則會抑制胃液的分泌，而導致食欲不振。
3. 服用硫酸亞鐵等含有增血劑的藥物時，不宜飲綠茶。

本草食療方

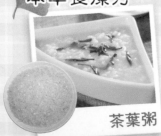

茶葉粥

食材 米100克、茶葉10克。
調味 白砂糖適量。
做法 1.將茶葉用紗布包好；米淘洗乾淨，備用。
2.鍋置火上，放入適量清水，將茶包放入鍋中，當泛出茶色，將茶包取出。
3.將洗淨的米倒入鍋中，用大火煮沸，再轉小火煮30分鐘，米爛時撒入白砂糖，撒上茶葉，攪勻即可。

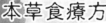

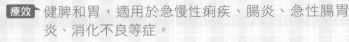

療效 健脾和胃，適用於急慢性痢疾、腸炎、急性腸胃炎、消化不良等症。

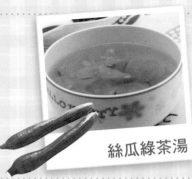

絲瓜綠茶湯

食材 絲瓜240克、綠茶5克。

調味 鹽適量。

做法 1.將絲瓜去皮洗淨，切成片。

2.沙鍋置火上，加入適量清水，放入絲瓜，加少許鹽和適量水煮熟，放入綠茶稍煮即可。

療效 清熱降火、防壞血病，適合口腔潰瘍、咽喉腫痛者及痤瘡患者食用。

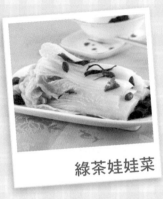

綠茶娃娃菜

食材 娃娃菜（即大白菜嫩菜心）300克、綠茶5克、鮮海帶絲25克、枸杞5克。

調味 胡椒粉、植物油、蔥片、薑片、鹽各適量。

做法 1.將娃娃菜洗淨，根部劃上十字花刀，略川燙，過涼水；綠茶用沸水沖洗一遍，取第二道泡好；鮮海帶絲洗淨川燙；枸杞用冷水提前泡好。

2.炒鍋置火上，倒入適量植物油，燒至四分熱時，用蔥、薑爆香，放入娃娃菜煸炒均勻，再加入水，放鹽、胡椒粉調味。

3.海帶絲煮熟後用漏勺撈入盤底，上邊擺放好娃娃菜。

4.原湯撇淨浮沫和蔥、薑，倒入泡好的綠茶水，加鹽、胡椒粉調味，投入枸杞，澆淋在盤中菜上即可。

療效 涼血止血、生津止渴，適合牙齦出血、陰虛口渴者食用。

綠茶豆腐

食材 綠茶15克、豆腐200克、香菇2～3朵、紅蘿蔔20克。

調味 醬油、白砂糖、鹽、太白粉、香油各適量。

做法 1.綠茶泡出茶汁備用；香菇泡軟，切片；紅蘿蔔洗淨去皮，切小片備用；豆腐切成片。

2.炒鍋置火上，放入豆腐煎至兩面金黃後取出，再加入適量油，炒香紅蘿蔔片、香菇片，淋入醬油，並將豆腐下鍋，放入少許的白砂糖、鹽和茶葉汁，燒煮至入味，最後淋入太白粉勾芡，再滴入少許香油即可。

療效 消脂減肥，對於婦女產後減肥瘦身有很好的食療效果。

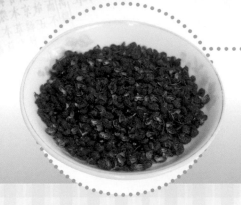

花椒

明顯抑制皮膚真菌

《本草綱目》：「堅齒、烏髮、明目，久服，好顏色，耐老、增年、健神」，還有溫中散寒、除濕止痛、驅蟲健胃、利尿消腫的功效。

🍂 **性味歸經**
性溫，味辛，歸脾、腎經。

🍂 **保健功效**
花椒有溫中散寒、除濕、解毒、止癢祛腥等功效。花椒氣味芳香，可除各種肉類的腥膻臭氣，能促進唾液分泌，增加食欲，同時還能增強胃腸運動功能，促進腸道吸收，有利於大量攝入和吸收利用各種營養物質。

🍂 **藥理解析**
研究發現，花椒能使血管擴張，從而起到降低血壓的作用。花椒中所含的揮發芳香油，對炭疽桿菌、溶血性鏈球菌、白喉桿菌、肺炎雙球菌、葡萄桿菌和針對皮膚的某些真菌，都有明顯的抑制作用。服用花椒水還可以驅蟲。

🍂 **用法用量**
內服：煎湯，乾品3～6克；或入丸、散。外用：適量，煎水洗可含漱；研末調敷。

🍂 **食用禁忌**
1. 花椒是熱性香料，多食容易消耗腸道水分造成便秘，孕婦及陰虛火旺者忌食。
2. 花椒有刺激性，因此胃炎、胃痛，急、慢性肝炎，便秘、痔瘡患者應慎食。

🌿 本草食療方

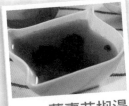

薑棗花椒湯

食材 薑24克、乾紅棗30克、花椒6克。
做法 1.將生薑、紅棗洗淨；薑切薄片。
　　　2.將生薑、紅棗、花椒一起置鍋內，加入適量水，以小火煎成一碗湯汁即可。
療效 溫中止痛，適合女性月經不調、痛經、肢體寒冷者飲用。

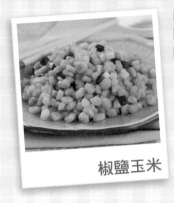

椒鹽玉米

食材 ▶ 鮮玉米粒250克，黃瓜、紅甜椒各50克。

調味 ▶ 蔥花、花椒粒、麵粉、鹽、雞精、植物油各適量。

做法 ▶ 1.鮮玉米粒洗淨，入沸水中汆煮2分鐘，撈出，放涼；黃瓜洗淨，去蒂，切丁；紅甜椒洗淨，去蒂除籽，切丁。

2.取碗，放入玉米粒和適量麵粉攪拌均勻；鍋置火上，放入花椒粒，用小火炒出香味，取出，放涼，碾成碎末。

3.鍋置火上，倒入植物油燒至五分熱，放入玉米粒炸至金黃酥脆，撈出，瀝油；鍋中留底油，燒熱，放入蔥花炒香，加黃瓜丁和紅甜椒丁翻炒3分鐘，倒入炸好的玉米粒，用鹽、花椒末和雞精調味即可。

療效 ▶ 降低血壓和膽固醇、軟化血管，適合心血管疾病患者食用。

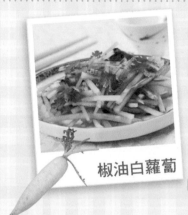

椒油白蘿蔔

食材 ▶ 白蘿蔔400克、香菜1棵。

調味 ▶ 花椒、醋、鹽、味精各適量。

做法 ▶ 1.白蘿蔔洗淨，切絲，撒入鹽醃30分鐘，倒去汁水；香菜洗淨，切3公分長的段。

2.鍋中倒入植物油燒至溫熱，放入花椒炸出香味，撈出花椒不要，製成花椒油。

3.將花椒油淋在蘿蔔絲上，加入其他調味料及香菜段拌勻即可。

療效 ▶ 開胃促食欲，適合胃腸氣脹和食欲不振者食用。

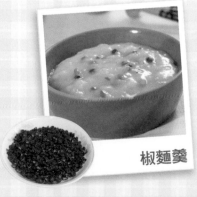

椒麵羹

食材 ▶ 麵粉200克、花椒6克。

調味 ▶ 鹽、蔥各適量。

做法 ▶ 1.花椒研細；蔥洗淨，切蔥花。

2.鋁鍋加水，置大火上燒沸，將麵粉用水調勻成糊狀，放入鋁鍋內不斷攪勻，起鍋前加入花椒粉、蔥花攪勻即可。

療效 ▶ 補脾胃，適合脾胃虛弱、胃寒、嘔吐不能進食者食用。

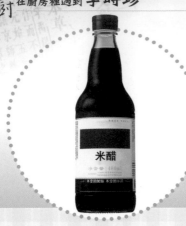

醋

促進食物的消化吸收，並能消除疲勞

《本草綱目》：「消腫、去水氣、殺邪毒」，還有除濕散淤、消食開胃的功效。

🍂 性味歸經

性溫，味酸、苦，歸肝、胃經。

🍂 保健功效

醋中的醋酸具有促進新陳代謝的功效，在激烈的運動或勞動後，吃一些以醋調味的料理，將會有助於消除疲勞，恢復體力。醋還能順氣消脹、增進食欲並促進消化液的分泌，對攝取食物的消化吸收也有幫助。

🍂 藥理解析

現代醫學認為，經常吃醋可以起到軟化血管、降低血壓、預防動脈硬化的功效。食醋可幫助恢復皮膚的正常酸鹼值，從而消除諸多皮膚問題，如乾燥、瘙癢、脫皮和痤瘡等。另外，醋具有一定的降脂減肥作用，同時對中老年的冠心病、心絞痛以及血脂異常症有一定的輔助治療作用。

🍂 用法用量

內服：20～40克，入湯劑或拌制藥物。外用：燒熱熏嗅、含漱或和藥調敷。

🍂 食用禁忌

1. 空腹時不宜過多攝入食醋，以免損傷胃黏膜。
2. 胃潰瘍病患者和胃酸過多的人，食醋過多會使胃潰瘍加重。腎炎病人在發病期間，應慎用食醋。骨傷患者不宜多吃醋。
3. 服用磺胺類藥物、抗生素及胃藥等鹼性藥物時不要吃醋。

家庭醫學小知識

感染了腳氣病的人，天氣一熱就癢得難受。請用醋來治療腳氣吧。取專用洗腳盆一個，食醋用量以腳全部沒入醋中為標準，浸泡20～30分鐘，每晚睡前一次，連續一周即好。

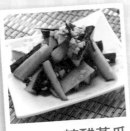

糖醋黃瓜

食材 黃瓜200克。

調味 醬油、醋、香油、白砂糖各適量。

做法 1.將黃瓜洗淨，去蒂，切成條。

2.將黃瓜條裝入碗內，澆上醬油、醋、白砂糖、香油，拌勻即可。

療效 清熱解毒、減肥輕身，適宜夏季食用，並適宜身體肥胖的人食用。

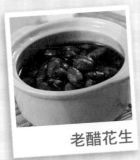

老醋花生

食材 花生仁500克、洋蔥25克、青尖椒（角椒）1個。

調味 老醋、香油、蒜蓉、香菜、鹽各適量。

做法 1.老醋、鹽和香油放在小碗內兌成老醋汁；洋蔥剝去外皮和蒂，洗淨；青尖椒洗淨，去蒂除籽；香菜擇洗乾淨；洋蔥、青尖椒、香菜分別切碎，再合在一起剁成末。

2.炒鍋置火上，倒入植物油燒至三四分熱，投入花生仁浸炸至色淡黃且焦脆熟透時，撈出，瀝淨油分，放在老醋汁中浸約15分鐘至入味。

3.將剁好的洋蔥混合末和蒜蓉放在小盆內，放入花生仁、老醋汁拌勻即可。

療效 降低血壓、軟化血管、減少膽固醇堆積，高血壓患者食用有很好的保健功效。

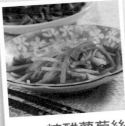

糖醋蘿蔔絲

食材 白蘿蔔400克。

調味 白砂糖、醋、鮮橘子皮、鹽各適量。

做法 1.將蘿蔔洗淨，去掉根鬚，切成4公分長的細絲。

2.鮮橘子皮放入開水鍋中燙過，切成細絲。

3.將蘿蔔絲和鮮橘皮絲攪拌均勻，加鹽調拌後加入醋、白砂糖拌勻即可。

療效 養顏潤膚、解酒，適合愛美的女性和喝酒較多的男性食用。

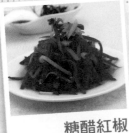

糖醋紅椒

食材 紅甜椒300克。

調味 香菜碎末、醋、鹽、白砂糖、味精、香油各適量。

做法 1.紅甜椒洗淨，去蒂除籽，切絲。

2.取盤，放入紅甜椒絲，用鹽、醋、白砂糖、味精、香油調味，撒上香菜碎末即可。

療效 消除疲勞，適合體力勞動者和壓力大的上班族食用。

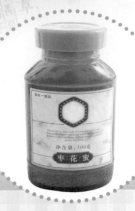

蜂蜜

較快地消除疲勞，促進睡眠

《本草綱目》：「潤臟腑」、「調脾胃」，還有補中緩急、潤肺止咳、潤腸燥、解毒的功效。

性味歸經

性平，味甘，歸肺、脾、大腸經。

保健功效

蜂蜜中的單醣不需消化就可以被人體吸收，這對於消化系統已減弱、代謝功能衰退的老人尤為適宜。蜂蜜可較快地解除疲勞，緩解神經緊張，促進睡眠，並有一定的止痛作用。蜂蜜能保持人體健康，增強免疫功能。蜂蜜有利於快速醒酒，並解除飲酒後的頭痛感。

藥理解析

蜂蜜能增強心、腦和血管的功能，防止心腦血管疾病。蜂蜜對肝臟有保護作用，能促使肝細胞再生，對脂肪肝的形成有一定的抑制作用。蜂蜜還有殺菌的功效，能在口腔內起到殺菌消毒的作用。蜂蜜能保持皮膚彈性，能消除皮膚的色素沉澱。

用法用量

內服：沖調，15～30克；或入丸劑、膏劑。外用：適量，塗敷。

食用禁忌

1. 蜂蜜中高含量的醣類很容易被人體消化吸收，對血糖的影響很大，糖尿病患者在血糖和尿糖還沒有得到控制前，不宜食用。
2. 食用蜂蜜時用溫開水沖服即可，不能用沸水沖，更不宜煎煮。
3. 蜂蜜不宜與豆腐、韭菜同食，以免引起腹瀉等身體不適。

家庭醫學小知識

孕婦容易反胃嘔吐，胃和食道都會因此有燒灼感，請可以試著用蜂蜜水消除燒灼感吧。25克蜂蜜用40度以下溫開水或涼開水稀釋，每天早晚空腹服用25克。

本草食療方

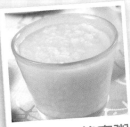

蜂蜜粥

> 食材 ▸ 蜂蜜10克、米50克。
>
> 調味 ▸ 冰糖適量。
>
> 做法 ▸ 將米淘洗乾淨，倒入沙鍋中，加清水熬煮，熟時加入蜂蜜拌勻即可。
>
> 療效 ▸ 潤腸通便、豐肌澤膚，適合便秘及皮膚粗糙、黯淡者食用。

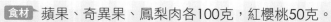

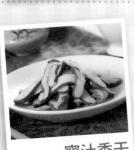

蜜汁鮮果

> 食材 ▸ 蘋果、奇異果、鳳梨肉各100克，紅櫻桃50克。
>
> 調味 ▸ 蜂蜜適量。
>
> 做法 ▸ 1.蘋果洗淨，去蒂除核，切塊；奇異果洗淨，去皮，切塊；鳳梨肉切塊；紅櫻桃洗淨。
>
> 2.蘋果塊、奇異果塊和鳳梨塊一同擺入盤內，均勻地淋上蜂蜜，點綴上紅櫻桃即可。
>
> 療效 ▸ 增強人體免疫功能，適合生長發育中的兒童食用。

蜜汁香干

> 食材 ▸ 豆腐500克。
>
> 調味 ▸ 蜂蜜、白砂糖、冰糖、植物油各適量。
>
> 做法 ▸ 1.豆腐洗淨，瀝乾，切1公分厚大片，待用。
>
> 2.炒鍋置火上，倒入油燒至七分熱，放入豆腐片炸透，待其呈金黃色撈出，瀝油，切條。
>
> 3.鍋留底油燒熱，放入白砂糖炒化，待其呈深紅色時，加入適量清水，然後放入蜂蜜、冰糖炒開。
>
> 4.待糖汁黏稠時，放入豆腐條，大火收乾糖汁即可。
>
> 療效 ▸ 經常食用可降低血脂，保護血管細胞，適合心血管疾病患者食用。

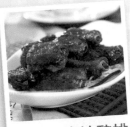

蜜汁豬排

> 食材 ▸ 豬排骨300克、萵苣葉50克。
>
> 調味 ▸ 蜂蜜、辣醬油、鹽、料酒、雞精、香油、植物油各適量。
>
> 做法 ▸ 1.豬排骨洗淨，斬段，加蜂蜜、辣醬油、鹽、料酒、香油和雞精抓勻，醃漬30分鐘；萵苣葉擇洗乾淨，待用。
>
> 2.炒鍋置火上，倒入適量植物油，待油溫燒至五分熱，放入醃漬好的排骨炸熟，撈出，瀝油。
>
> 3.取盤，鋪上萵苣葉，放上炸熟的排骨即可。
>
> 療效 ▸ 維護骨骼健康，具有滋陰潤燥、益精補血的功效，適宜骨質疏鬆症患者及肺燥咳嗽、氣血不足者食用。

索 引

常見病本草食療方

強健男性的本草食療方

附　錄
本草綱目家常食材營養成分速查表

穀類＆堅果

薏仁	澱粉、維生素B群、維生素E、硒
糯米	蛋白質、醣類、維生素B_2、菸鹼酸、磷、鈣、鐵
小米	蛋白質、醣類、脂肪、膳食纖維、多量穀氨酸、丙氨酸和蛋氨酸
玉米	蛋白質、脂肪、澱粉、維生素A、維生素B_1、維生素B_2、維生素B_6、維生素E、胡蘿蔔素、膳食纖維、鈣、磷、鐵
黑米	胺基酸、硒、鐵、鋅、鉀、鎂及多種維生素
蕎麥	蛋白質、脂肪、膳食纖維、醣類、維生素B_1、維生素B_2、菸鹼酸、鈣、磷、鐵、鈉、鉀
燕麥	人體所需的8種胺基酸、澱粉、維生素B_1、維生素B_2、葉酸、維生素E及鈣、磷、鐵、鋅
米	碳水化合物、維生素、礦物質及微量元素
小麥	澱粉、蛋白質、鈣、磷、鐵、維生素E及澱粉酶、麥芽糖酶
花生	蛋白質、脂肪、維生素B_1、維生素B_2、菸鹼酸、維生素E、卵磷脂
黑芝麻	蛋白質、油酸、亞油酸、亞麻酸、維生素B_1、維生素B_2、菸鹼酸、維生素E、卵磷脂、鈣、鐵、硒
核桃仁	蛋白質、脂肪、維生素B_2、維生素B_6、菸鹼酸、維生素E、卵磷脂、鈣、鐵、磷
松子	蛋白質、油酸、亞油酸、維生素E、鈣、鐵、鉀、磷、錳
栗子	澱粉、脂肪、蛋白質、維生素B群、鈣、磷、鐵、鉀
白果	蛋白質、澱粉、脂肪、醣類、胡蘿蔔素、維生素B_2、鈣、磷、鐵、鉀、鎂
杏仁	蛋白質、脂肪、維生素B_2、維生素E、鉀、鎂

蔬 菜

花椰菜	胡蘿蔔素、維生素B_2、葉酸、維生素C、維生素K、膳食纖維、鎂、鉀及黃酮類化合物
山藥	澱粉，還富含多種礦物質，尤其鉀的含量較高，但維生素的種類和數量較少
番薯	澱粉、膳食纖維、胡蘿蔔素、維生素B_1、維生素B_2以及鉀、硒
芋頭	蛋白質、澱粉、膳食纖維、胡蘿蔔素、維生素B群、維生素C、鈣、磷、鐵、鉀、鎂、氟
蘿蔔	膳食纖維、維生素B_2、維生素C、鈣、鐵、磷、鎂
韭菜	膳食纖維、胡蘿蔔素、維生素B_2、葉酸、維生素 C、鉀、鎂
苦瓜	膳食纖維、胡蘿蔔素、維生素B_2、葉酸、維生素 C、鉀、鎂、鈣、磷、鐵
蓮藕	澱粉、植物蛋白質、膳食纖維、維生素B_2、維生素C、維生素K、鐵、鈣、磷
茄子	維生素P等多種維生素及鐵、鉀、磷等多種礦物質
芹菜	膳食纖維、鐵、鉀，胡蘿蔔素、維生素C及鈣的含量較少
紅蘿蔔	胡蘿蔔素、維生素B_2及鉀、鈣、磷、鐵
南瓜	胡蘿蔔素、葉酸和膳食纖維，還含有維生素C、鐵、磷
冬瓜	水分、膳食纖維、胡蘿蔔素、維生素B_2、鉀，還含有菸鹼酸、維生素C、鈣、磷、鐵
絲瓜	水分、膳食纖維、胡蘿蔔素、維生素B_2、鉀
黃瓜	水分、膳食纖維、維生素B_2、鎂
辣椒	胡蘿蔔素、維生素C、辣椒素，還含有鈣、鎂、鐵、硒
油菜	胡蘿蔔素、葉酸、維生素B_2、維生素C、膳食纖維、鈣、鐵
茼蒿	膳食纖維、胡蘿蔔素、葉酸、維生素B_2
香椿	膳食纖維、胡蘿蔔素、維生素B群、維生素C、鎂、鐵、揮發油
馬鈴薯	澱粉、膳食纖維、維生素B_1、維生素B_2、鉀
洋蔥	膳食纖維、胡蘿蔔素、維生素B_2、維生素C、維生素P及鈣、磷、鐵
生薑	揮發油、薑辣素及多種維生素
大蒜	膳食纖維、胡蘿蔔素、揮發油、大蒜辣素及鈣、磷、鐵、硒
蔥	胡蘿蔔素、維生素B群、鉀、鈣、鎂、硒、蔥蒜辣素

畜禽蛋

牛肉	多種人體必需的胺基酸及維生素A、維生素B_6、維生素B_{12}、鐵、鋅、磷
羊肉	蛋白質、維生素A、鈣、磷、鐵、銅、鋅
兔肉	蛋白質、鈣、卵磷脂
雞肉	不飽和脂肪酸、蛋白質、維生素A、維生素B_6、維生素B_{12}、維生素D、維生素K及磷、鐵、銅、鋅
烏雞	蛋白質、維生素B群、維生素E、菸鹼酸及18種胺基酸和多種微量元素
鴨肉	脂肪含量適中，富含蛋白質、維生素A、維生素B群、維生素E及鉀、鐵、銅、鋅
鴿肉	蛋白質、維生素A、維生素B群、維生素E、鈣、鐵、銅
雞蛋	蛋白質、卵磷脂、維生素A、維生素B_2、維生素B_{12}、維生素D及鈣、鐵、磷、鉀
鵪鶉蛋	蛋白質、卵磷脂、維生素A、維生素B_2、維生素B_{12}、維生素D及鈣、鐵、磷

水 產

鯽魚	豐富的蛋白質、多不飽和脂肪酸、維生素B_1、菸鹼酸、維生素B_{12}、鈣、磷、鐵
鯉魚	蛋白質、多不飽和脂肪酸、菸鹼酸、維生素D、鈣、磷、鐵
鱔魚	蛋白質、維生素A、鈣、磷、鐵及不飽和脂肪酸DHA（二十二碳六烯酸）、EPA（二十碳五烯酸）
泥鰍	蛋白質、維生素A、維生素D及鈣、鐵、鋅
魷魚	蛋白質、維生素B_{12}、鈣、磷、硒、鉀、鐵、牛磺酸
甲魚	蛋白質、維生素A、維生素B_2、菸鹼酸、維生素D、鈣、磷、鐵、碘
黃魚	蛋白質、維生素B_2、鈣、磷、鐵、硒
牡蠣	蛋白質、維生素D、牛磺酸、鈣、磷、鐵、鋅、碘
蝦	蛋白質、維生素A、維生素B_2、牛磺酸、鈣、磷、鐵、鎂、鋅、碘
螃蟹	蛋白質、維生素A、維生素D、鈣、磷、鐵、鎂、鋅、硒
海蜇皮	蛋白質、鈣、碘及膠質
海參	蛋白質、鈣、鎂、鐵、鋅、鉀、磷、硒

菌藻豆

黑木耳	蛋白質、膳食纖維、胡蘿蔔素、維生素B_2及鐵、鈣、磷
銀耳	膠質、膳食纖維、胡蘿蔔素及鐵、磷
海帶	可溶性膳食纖維、碘、鈣、鐵
紫菜	蛋白質、胡蘿蔔素、維生素B_2、維生素B_{12}、碘、鐵、鈣、鎂
香菇	蛋白質、18種胺基酸、膳食纖維、硒、鉀
草菇	蛋白質、膳食纖維、維生素D、硒、鉀
金針菇	蛋白質、膳食纖維、鋅、硒、鉀
猴頭菇	高蛋白、低脂肪，富含多種維生素和礦物質
豆腐	蛋白質、維生素B群、維生素E、鈣、磷、鐵、異黃酮
黑豆	蛋白質、維生素B群、維生素E、鋅、銅、鎂、硒、花青素（抗氧化劑）
綠豆	蛋白質、澱粉、胡蘿蔔素、維生素B_1、維生素B_2、菸鹼酸及鈣、磷、鐵
紅豆	蛋白質、澱粉、膳食纖維、維生素B_1、維生素B_2、菸鹼酸、鈣、鐵
豌豆	蛋白質、澱粉、膳食纖維、胡蘿蔔素、維生素B_1、維生素B_2、維生素C、硫胺素、菸鹼酸，還含有鈣、磷、鐵、硒
蠶豆	蛋白質、膳食纖維、維生素B_1、維生素B_2及鉀、磷

水果

桂圓	醣類、胡蘿蔔素、維生素B_2、鉀、鎂、鈣、鐵
山楂	胡蘿蔔素、維生素C、鈣、鐵、鉀、黃酮類化合物
紅棗	醣類、維生素C、鉀、鈣、鐵、鎂及黃酮類化合物
梨	水分、醣類、膳食纖維、胡蘿蔔素、維生素B_2、維生素C及鉀、鎂
荸薺	水分、膳食纖維、胡蘿蔔素、維生素B_2、維生素C、鈣、磷、鐵
香蕉	澱粉、醣類、維生素A、維生素B_6、維生素C、維生素E
石榴	維生素B_1、維生素B_2、維生素C、鈣、磷
蘋果	醣類、膳食纖維、胡蘿蔔素、維生素B_2、維生素C、鉀、鎂、鋅、磷
葡萄	醣類、胡蘿蔔素、維生素B_2、維生素C、鉀、鐵
西瓜	醣類、胡蘿蔔素、維生素B群、維生素C、膳食纖維及鈣、磷、鐵、鋅
草莓	醣類、胡蘿蔔素、維生素B_2、維生素C及鐵
櫻桃	醣類、胡蘿蔔素、維生素B_2、維生素C及鐵、磷
橘子	醣類、膳食纖維、胡蘿蔔素、維生素B群、維生素C及鉀
木瓜	醣類、胡蘿蔔素、維生素B_2、維生素B_6、維生素C及鐵
桃子	醣類、胡蘿蔔素、維生素B_2、維生素C及鈣、磷、鐵
荔枝	醣類、維生素B_2、維生素C及鐵
柿子	醣類、維生素C、膳食纖維及鈣、磷、鎂

醫廚：在廚房裡遇到李時珍

作　　者：楊力
發行人：林敬彬
主　　編：楊安瑜
編　　輯：陳亮均
內頁編排：張慧敏
封面設計：張慧敏

出　　版：大都會文化事業有限公司　行政院新聞局北市業字第89號
發　　行：大都會文化事業有限公司
　　　　　11051台北市信義區基隆路一段432號4樓之9
　　　　　讀者服務專線：（02）27235216
　　　　　讀者服務傳真：（02）27235220
　　　　　電子郵件信箱：metro@ms21.hinet.net
　　　　　網　　　址：www.metrobook.com.tw

郵政劃撥：14050529　大都會文化事業有限公司
出版日期：2012年6月初版一刷
定　　價：350元
I S B N：978-986-6152-45-0
書　　號：Health+38

Chinese (complex) copyright © 2012 by Metropolitan Culture Enterprise Co., Ltd.
4F-9, Double Hero Bldg., 432, Keelung Rd., Sec. 1,
Taipei 11051, Taiwan
Tel:+886-2-2723-5216　Fax:+886-2-2723-5220
Web-site:www.metrobook.com.tw
E-mail:metro@ms21.hinet.net

國家圖書館出版品預行編目(CIP)資料

醫廚：在廚房裡遇到李時珍/楊力
-- 初版. -- 臺北市，大都會文化出版・發行，2012.06
240面 ;23x17公分. -- (Health+38)

ISBN 978-986-6152-45-0 (平裝)

1.食療 2.健康飲食 3.烹飪

413.98　　　　　　　　　　101005778

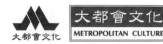